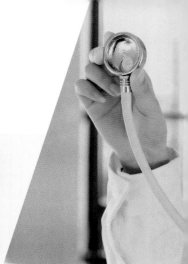

妇产科手术
护理常规

主编　陈荣珠　朱荣荣

中国科学技术大学出版社

内 容 简 介

　　本书对妇产科手术护理常规进行了系统总结,全新阐述了妇产科常见手术麻醉、体位、器械、手术间布局、手术步骤、巡回和洗手重要关注点,以及各种急症手术的应急预案和并发症的预防。此外,与以往妇产科护理常规不同的是,本书增加了专科应急预案及常见护理并发症的防范。

　　本书内容翔实、可操作性强,通过学习,手术室护士的配合技术和理论水平都将得到提到,这将有助于提高各医院妇产科手术的护理质量,为患者提供更优质的护理服务,最大限度保障患者安全。

图书在版编目(CIP)数据

　　妇产科手术护理常规/陈荣珠,朱荣荣主编. —合肥:中国科学技术大学出版社,2020.5
　　ISBN 978-7-312-04955-2

　　Ⅰ.妇…　Ⅱ.①陈…　②朱…　Ⅲ.①妇科外科手术—护理　②产科外科手术—护理　Ⅳ.R473.71

　　中国版本图书馆 CIP 数据核字(2020)第 069662 号

出版	中国科学技术大学出版社 安徽省合肥市金寨路 96 号,230026 http://press.ustc.edu.cn https://zgkxjsdxcbs.tmall.com
印刷	安徽国文彩印有限公司
发行	中国科学技术大学出版社
经销	全国新华书店
开本	710 mm×1000 mm　1/16
印张	7
字数	134 千
版次	2020 年 5 月第 1 版
印次	2020 年 5 月第 1 次印刷
定价	45.00 元

序

在医疗技术飞速发展的时代，人类健康观念的转变，为护理事业的发展带来了挑战和机遇。手术室作为外科乃至医院的一个重要组成部分，是手术患者诊断、治疗及急危重症手术抢救的关键场所，其护理工作有着与其他科室不同的专科特性，护理模式也不同于其他专科。由于手术室所具备的独特的专科特点，其护理水平和专科操作技能水平的高低，直接影响患者的心理和诊疗效果。

随着外科学、麻醉学及医学工程技术的迅猛发展，手术室作为外科各种新技术、新成果、新方法应用的集中场所，对手术室护理工作提出了新的要求。为了顺应新时代外科技术发展的需求，手术室护理工作者应不断提升手术室专科护理水平，改良操作方法，提高应急反应能力，以期达到提高手术质量、保障患者安全的目的。中国科学技术大学附属第一医院（安徽省立医院）根据手术室专科特点，紧密结合《手术室护理实践指南》的要求，组织专科护理人员编写了《妇产科手术护理常规》。本书将有利于妇产科手术室护士的专科培训，使大家在对妇产科手术患者实施护理时能够达到标准化、规范化、同质化的护理目标，有利于手术室护士提升专科手术护理水平，更好地为患者提供优质护理服务。

希望中国科学技术大学附属第一医院（安徽省立医院）手术室护理同仁不断努力，勇攀高峰，为安徽省手术室护理事业的发展作出更大贡献！

安徽省护理学会理事长

武义华

2019 年 11 月

前　　言

　　在医疗技术快速发展的 21 世纪,随着外科技术的不断提高,外科亚专科的不断发展,外科手术对手术室的要求越来越高。为了提高手术室护理质量和手术配合技能,中国科学技术大学附属第一医院(安徽省立医院)于 2019 年启动了本书的编写工作。本书由手术室组织编写,具体内容涉及妇产科术前床单位的准备、手术体位的规范摆放、铺巾标准化、手术用物准备、仪器设备规范使用、手术配合流程及器械护士和巡回护士护理配合要点。此外,与以往护理常规不同的是,本书增加了妇产科应急预案及常见护理并发症的防范,内容翔实、可操作性强。本书除了对理论知识进行讲解外,还提供了具体的操作方法,通过学习,手术室护士的配合技术和理论水平都将得到提到,这有助于提高各医院妇产科手术的护理质量,为患者提供更优质的护理服务,最大限度保障患者安全。

　　本书是以《手术室护理实践指南》为指导,由手术室妇产科骨干在充分阅读手术配合相关文献知识的基础上,结合安徽省妇产科手术需求,对各项操作进行改良,从标准化、规范化、实用性、安全性出发进行编写的。书中图片均属临床原创,具有很强的指导意义。相信在手术室护理同仁的通力协作下,手术室护理人员将会不断开拓创新,争创手术室护理发展新局面,为手术室妇产科护理事业发展作出贡献! 为手术患者安全保驾护航!

编　者

2019 年 11 月

目　　录

第一章　术前护理常规

第一节　手术床单位的准备

一、仰卧位手术床单位的准备

在手术床上铺中单后,于中单上呈菱形铺一块 80 cm×80 cm 的中包布(图 1-1-1),以便更便捷地固定患者双手,减少固定双手的布巾由于折皱多而造成的压力性损伤。

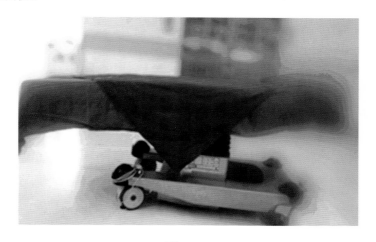

图 1-1-1

二、膀胱截石位手术床单位的准备

在手术床上铺中单后,于中单上呈菱形铺一块 80 cm×80 cm 的中包布(图

1-1-2），以便固定患者双手。于中包布上相当于患者骶尾部5 cm的区域加铺一块四折包布，用于在膀胱截石位臀下铺巾时协助抬高臀部，方便臀下无菌巾的铺入，节省铺巾者的体力。

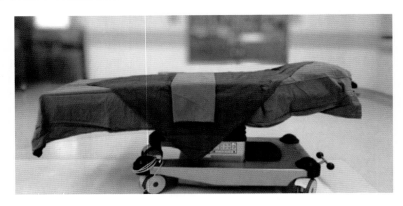

图 1-1-2

第二节　特殊体位摆放

一、人字分腿仰卧位

1. 适用手术类型

人字分腿仰卧位适用于卵巢癌肿瘤细胞减灭手术。

2. 目的和要求

卵巢癌肿瘤细胞减灭手术是多学科合作的手术，手术体位必须满足各学科的要求，以便于手术顺利进行。人字分腿体位为肠道手术吻合肠管做准备。

3. 操作规范

麻醉前让患者下移至骶尾部超出背板10 cm处，臀下垫薄枕，双下肢分别妥善放置并固定于两个腿板上。调节腿板，使双下肢分开并用约束带固定（图1-2-1）。给患者双下肢保暖。

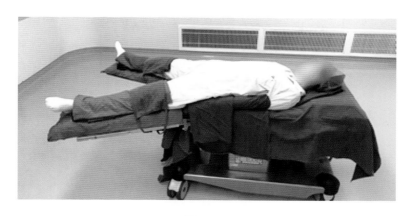

图 1-2-1

4. 注意事项

遵循体位摆放原则,床单位要干燥平整,垫升温毯;双腿分开角度不超过90°,且有衬垫保护;双上肢固定在身体两则,注意手掌功能位;骶尾部薄枕厚度不超过 5 cm;眼睛自然闭合,并用眼贴保护;头部垫头圈。

二、膀胱截石位

（一）传统膀胱截石位

1. 适用手术类型

传统膀胱截石位适用于曼切斯特手术、宫腔镜手术、经阴道全子宫手术、宫颈锥切术等。

2. 目的和要求

此种体位适合纯阴式手术,两腿分开的角度和高度要能满足两位术者(手术操作者)座位的要求,充分暴露手术视野。

3. 操作规范

（1）患者取仰卧位,骶尾部超出手术床背板与腿板折叠处 10～15 cm,在近髋关节平面放置截石位腿架。腿架的高度约为大腿长度的 2/3。

（2）上肢输液肢体可外展或内收。如果手臂外展,外展角度不超过 90°;如果手臂内收,需要连接输液延长管,并妥善固定留置针。双上肢用包布束于身体两侧。

（3）双下肢置于截石位腿架上，妥善固定，外展不超过90°（图1-2-2）。

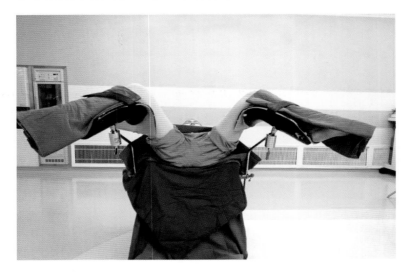

图 1-2-2

（4）当需要头低脚高位时，可加用肩托，以防止患者向头端滑动（图1-2-3）。

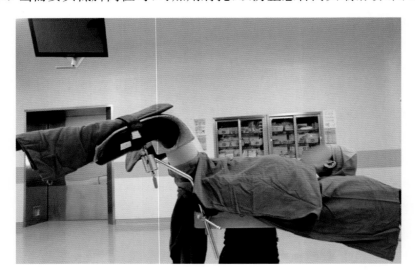

图 1-2-3

4. 注意事项

两腿的高度的是大腿的 2/3；两腿分开的角度不超过 90°；骶尾部出背板

10 cm;双上肢内收或输液侧肢体外展不超过 90°,注意保暖;抬高的下肢不承受任何外压。

（二）改良膀胱截石位

1. 适用手术类型

改良膀胱截石位适用于腹腔镜下广泛全子宫切除＋腹膜后淋巴结清扫手术、腹腔镜下卵巢癌分期手术、腹腔镜下内膜癌根治手术、腹腔镜下全子宫切除、宫腔镜腹腔镜联合手术、腹腔镜下子宫悬吊＋阴道前后壁修补手术。

2. 目的和要求

此种手术体位既要满足腹部手术需要,又要满足阴部手术需要。传统膀胱截石位不具备此功能。传统的膀胱截石位由于患者抬高的下肢达到一定的高度,术中再头低足高位时,抬高的下肢阻挡术者的视野、缩小术者双上肢操作器械的范围。

3. 操作规范

（1）患者取仰卧位,骶尾部超出手术床背板与腿板折叠处 10～15 cm,在近髋关节平面放置截石位腿架（图 1-2-4）。腿架的高度根据患者的身高和子宫的大小决定。

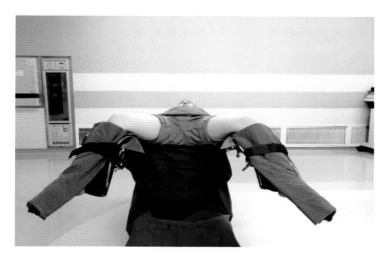

图 1-2-4

（2）以腹腔操作为主的手术,需要调整大腿与腹部在同一水平,小腿自然下垂(图 1-2-5)。适用手术类型：腹腔镜下广泛全子宫切除＋腹膜后淋巴结清扫术、腹腔镜下卵巢癌分期手术、腹腔镜下内膜癌根治手术、腹腔镜下全子宫切除手术等会阴部位只做辅助手术的类型。

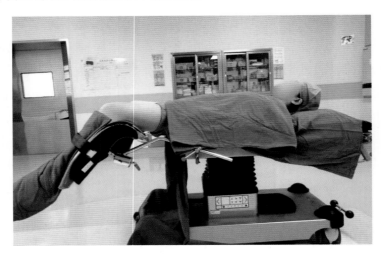

图 1-2-5

（3）腹会阴联合手术，大腿前屈的角度稍小于传统膀胱截石位(图 1-2-6、图 1-2-7)。适用手术类型：宫腔镜腹腔镜联合手术、腹腔镜下子宫悬吊＋阴道前后壁修补手术等会阴部位与腹部都要手术的类型。

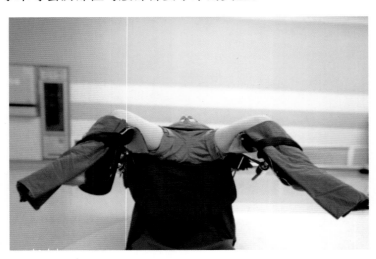

图 1-2-6

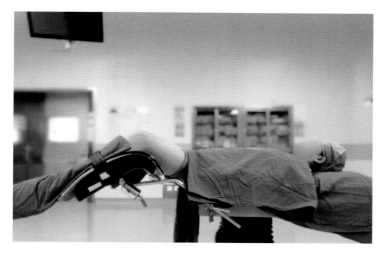

图 1-2-7

4. 注意事项

遵循体位摆放原则,床单位干燥平整,垫升温毯。以腹部操作为主的手术,纯改良膀胱截石位(膝关节与腹部在同一水平面内);会阴和腹部同等需要的手术,半改良膀胱截石位(既要满足腹部需要,又要满足阴部需要)。掌握膀胱截石位摆放的"T-K-O"原则,即患者的足尖、膝关节、对侧的肩在同一条直线上,保证患者肢体功能位。每个肢体下面垫衬垫,避免神经和血管的损伤;双腿分开角度不超过 90°;双上肢固定在身体两侧,注意手掌功能位;眼睛自然闭合,并用眼贴保护;头部垫头圈。

第三节 妇科特殊体位铺巾

一、膀胱截石位铺巾

(1)无菌敷料包的配置:膀胱截石位剖腹单 1 块、治疗巾 8 块、中包布 2 块、中单 4 块。

(2)膀胱截石位床单位的准备如图 1-1-2 所示。

(3)器械护士提前 15～20 min 洗手,整理器械台。外科医生规范洗手后进行皮肤消毒。

（4）铺置无菌巾：器械护士递中包布、治疗巾各 1 块，A 面（图 1-3-2）朝医生。同时巡回护士与助手手握臀下包布，抬起患者，外科医生进行臀下无菌巾铺置，使患者臀下无菌巾铺置后可以借助患者臀部受压而稳定可靠（图 1-3-3）。

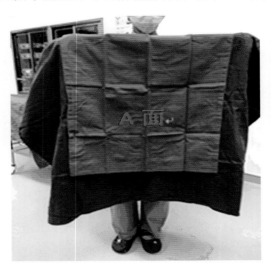

图 1-3-2

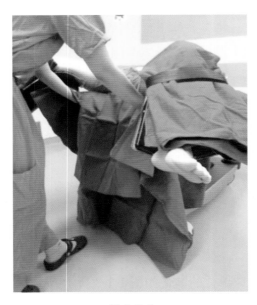

图 1-3-3

（5）两侧大腿根部各铺 1 块无菌治疗巾；会阴部加无菌治疗巾 1 块用于遮挡肛门，并用巾钳固定（图 1-3-4、图 1-3-5）。

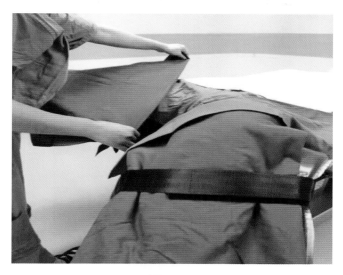

图 1-3-4

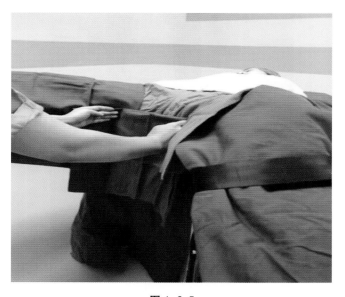

图 1-3-5

（6）阴阜铺 1 块未展开的治疗巾，腹部铺 2 块无菌治疗巾，与阴阜上的无菌巾形成一个三角形区域（图 1-3-6、图 1-3-7）。

妇产科手术护理常规

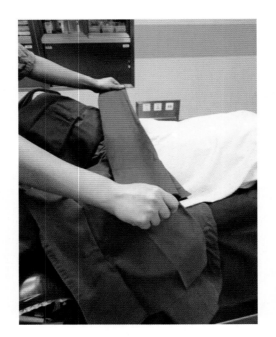

图 1-3-6

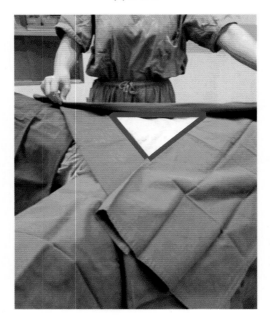

图 1-3-7

（7）无菌中单包裹双腿：器械护士手持中单一端，将中单另一端递给外科医生，打开后由远及近移至患者腿下方，头侧端尽量靠近患者大腿根部，患者大腿内侧端中单长度短于外侧端，将大腿内侧端中单先盖于该侧腿上，再将外侧端覆盖其上，同法铺另一侧。铺置时注意无菌操作，避免污染（图 1-3-8、图 1-3-9）。

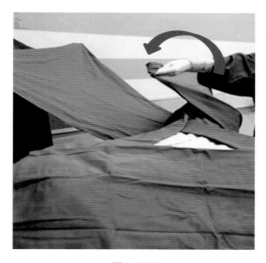

图 1-3-8

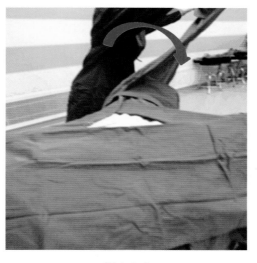

图 1-3-9

（8）铺头侧中单，铺置洞巾。截石位专用洞巾于开孔处向下 40 cm 处有分叉设计，便于双侧大腿外展位的铺巾（图 1-3-10、图 1-3-11）。

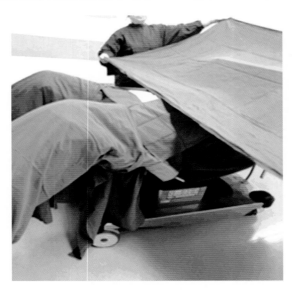

图 1-3-10

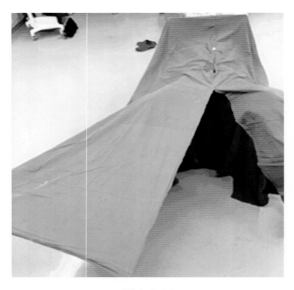

图 1-3-11

二、人字分腿仰卧位铺巾

（1）床单位的准备如图 1-3-12 所示。

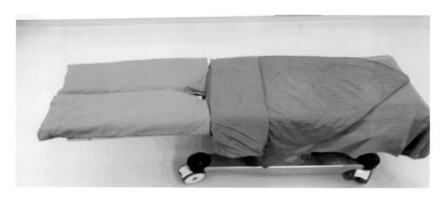

图 1-3-12

（2）患者分腿呈人字位仰卧于手术床上，双手束于身体两侧，足跟部垫足跟垫，臀部垫啫喱垫，防止局部皮肤压伤。

（3）消毒范围上至乳头，下至大腿上 2/3（包括会阴部），如图 1-3-13 所示。

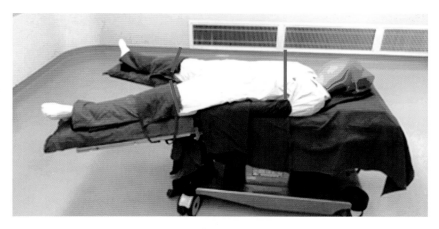

图 1-3-13

（4）臀下垫 1 块包布和 1 块治疗巾，如图 1-3-14、图 1-3-15 所示。

妇产科手术护理常规

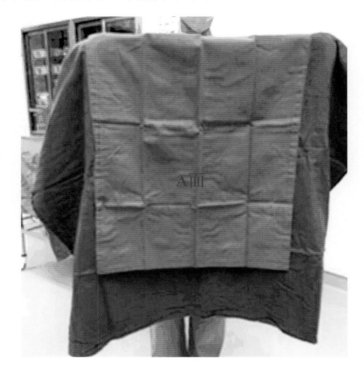

图 1-3-14

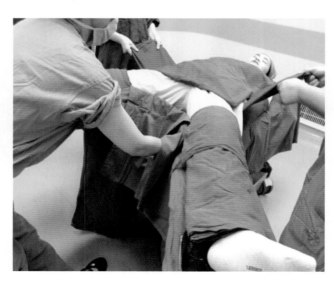

图 1-3-15

（5）将患者大腿根部各铺 1 块治疗巾，肛门部铺 1 块治疗巾，并用巾钳固定，如图 1-3-16、图 1-3-17 所示。

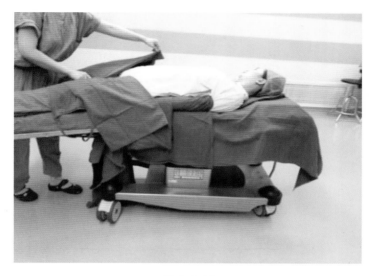

图 1-3-16

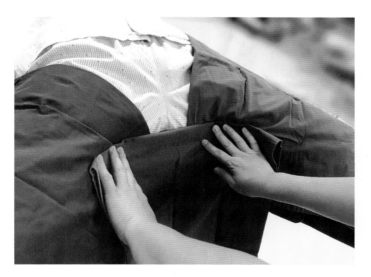

图 1-3-17

（6）以切口为中心，从阴阜开始逆时针铺 4 块手术巾，如图 1-3-18、图 1-3-19、图 1-3-20、图 1-3-21 所示。

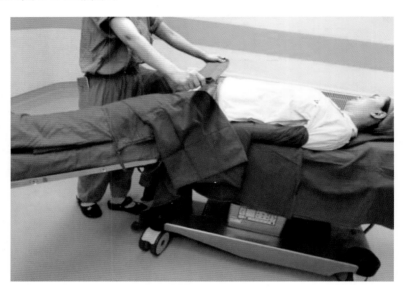

图 1-3-18

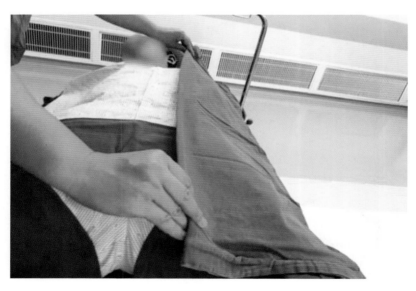

图 1-3-19

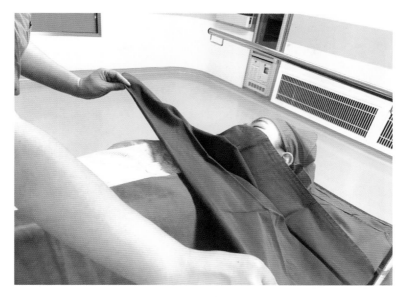

图 1-3-20

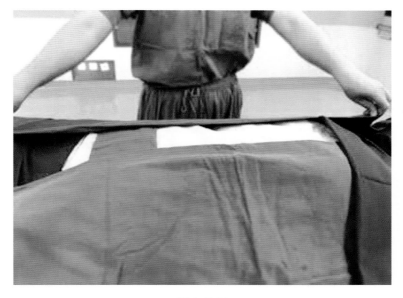

图 1-3-21

（7）双下肢与膀胱截石位同法包裹中单，如图 1-3-22、图 1-3-23 所示。

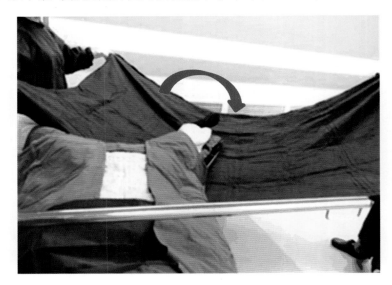

图 1-3-22

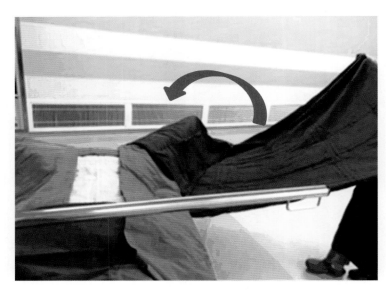

图 1-3-23

（8）头侧、尾侧各铺中单 1 块，如图 1-3-24、图 1-3-25 所示。

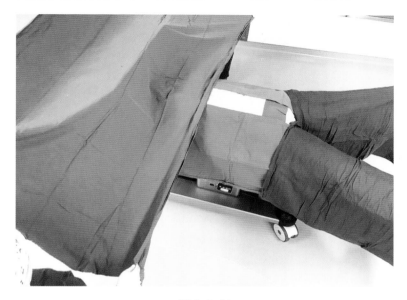

图 1-3-24

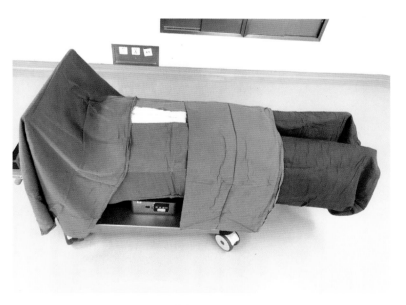

图 1-3-25

（9）铺洞巾，将床尾部分反折，并于升降台上套显微镜套，如图 1-3-26、图 1-3-27 所示。

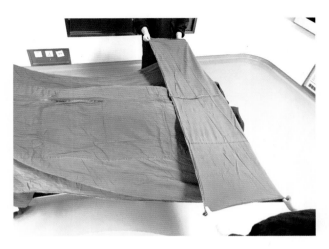

图 1-3-26

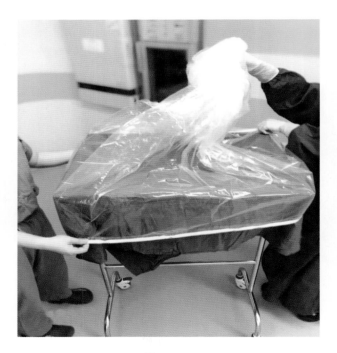

图 1-3-27

（10）将升降台置于床尾并铺上中单，如图 1-3-28、图 1-3-29 所示。铺巾完成。

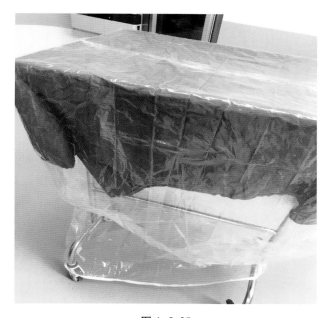

图 1-3-28

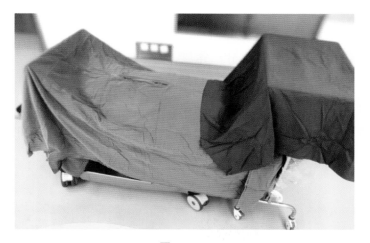

图 1-3-29

第二章　妇产科常见器械及仪器设备

第一节　常见器械

1. 分离抓钳

弯头,直径为 5 mm,长为 36 cm,钳口长度为 16 mm(图 2-1-1)。

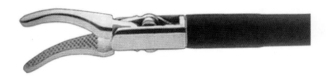

图 2-1-1

【临床应用】　双关节弯头分离钳,头端精细,可进行精细的组织分离。在临床应多使用如图 2-1-1 所示的这种短嘴、钝性弯钳,减少不必要的误伤。

2. 无损伤抓钳

无损伤钳口单关节,直径为 5 mm,长为 36 cm,钳口长度为 26 mm(图 2-1-2)。

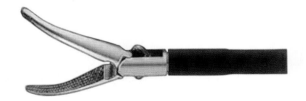

图 2-1-2

【临床应用】 单关节抓钳,适合抓取肠管组织,使其暴露术野。在做腹腔镜下大网膜切除时,经常使用此抓钳;或者在做直肠手术、后盆腔廓清术需要大块钳抓肠管时,使用此钳比较方便。

3. 肠钳

无损伤钳口,单关节,直径为 5 mm,长为 36 cm,钳口长度为 27 mm(图 2-1-3)。

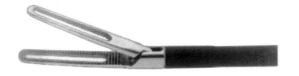

图 2-1-3

【临床应用】 适用于在清扫高位淋巴结时,抓取肠道,使其暴露术野。在横切附着在乙状结肠上的大网膜时,也需要使用无损伤的肠钳抓持肠管,方便操作。

4. 输卵管抓钳

直径为 5 mm,长为 36 cm,钳口长度为 23 mm(图 2-1-4)。

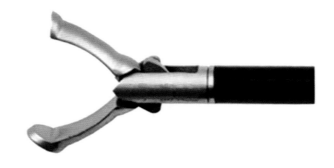

图 2-1-4

【临床应用】 双关节设计,钳口开口更大,中空,抓取管状结构时无损伤,尤其适用于恶性肿瘤手术中,多处需要抓持输尿管的操作。比如输尿管盆腔段的游离,以及输尿管隧道段的解剖,均需要使用无损伤的输卵管抓钳。

5. 弯形直剪

直径为 5 mm,长为 36 cm,钳口长度为 15 mm(图 2-1-5)。

【临床应用】 弯形剪刀,适用于腹腔镜下组织的剪切。比如在分离粘连,特别是血管少的粘连区,以及粘连的肠管分离,均可以使用弯形直剪,以减少使用能量器械引起的热损伤。

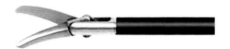

图 2-1-5

6. 持针器

钳口左/右弯,枪式手柄,直径为 5 mm,长为 33 cm(图 2-1-6)。

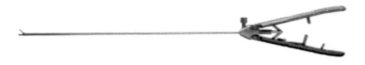

图 2-1-1

【临床应用】 直杆手柄设计,更加适合女性术者握持;钳口左/右弯可选,适应不同术者的使用习惯。

7. 冲洗吸引管

直径为 5 mm,长为 36 cm(图 2-1-7)。

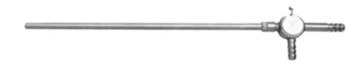

图 2-1-7

【临床应用】 侧面开口,灌流更加顺畅;双通阀,可以单手控制,使用便捷。建议使用侧孔 1～2 对的冲洗吸引管,这样可以避免侧孔过多导致的气腹压力下降明显。

8. 单极电刀和单极电钩

使用单极电刀和单极电钩(图 2-1-8)时需放置负极板,电流从手术器械输出后,需经过全身再回到电刀主机进行切割和电凝;使组织细胞水分蒸发、变干、变硬,从而达到止血的目的;使组织细胞汽化、细胞破碎,从而达到切割的目的。

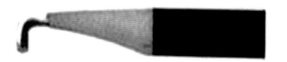

图 2-1-8

【临床应用】 单极电钩是腹腔镜手术应用最多的电器械,多用于子宫肌瘤挖除、全子宫切除、卵巢囊肿剥除等良性妇科肿瘤手术。使用中应注意:① 妥善粘贴负极板,避免患者皮肤灼伤。② 确认电钩绝缘皮的完整性,避免漏电引起其他组织器官的损伤。③ 操作中尽量使用"勾""挑"的动作,避免"推"的动作,尽可能使用最低功率。④ 避免金属移植物处、心电图电极下的损伤,有可能干扰心脏起搏器。⑤ 工作时烟雾大,注意排烟,保证术野清晰。⑥ 及时清理电极上的焦痂。

9. 双极电刀

双极电刀的工作模式是高频电流只通过钳子的正极,经过其间的组织流至钳子的负极,即电流只在双极的两个电极板之间循环,而对临近组织损伤较小,人体不参与电流回路。工作状态时可使钳口内组织细胞水分蒸发,蛋白质变性,以达到止血的目的(图 2-1-9)。

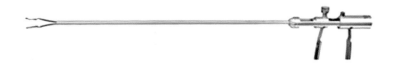

图 2-1-9

【临床应用】 双极电刀主要应用于组织的止血。影响双极凝血的因素有热量、组织压力及作用时间。注意:热量高、作用时间久都增加了热损伤的风险。

10. 超声刀

超声刀(图 2-1-10)通过换能器将电能转化为震动频率为 $23\sim55.5\ \text{Hz}$ 的机械能,并以正弦波形式将传递过来的机械能作用于前端的金属刀头,使刀头产生 50~100 μm 振幅的机械性振荡,从而产生摩擦热及由于组织张力而形成的向两边的切力。高频的机械摩擦使组织内水分汽化、蛋白氢键断裂、细胞崩解,从而使切割和凝固同时进行。

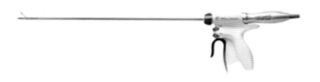

图 2-1-10

【临床应用】 超声刀可以很好地并有效地同时完成止血和切割,因此超声能量系统在腹腔镜手术中的应用越来越多。超声刀为机械能,产生热能少、周围热损伤风险小、组织焦痂少、产生烟雾少、手术视野清晰,所以在间隙解剖时有明显优势,在妇科肿瘤手术中多用于淋巴结清扫、输尿管的游离及解剖。

11. 多功能双极(百克钳)

多功能双极(图 2-1-11)具有 7 mm 大血管闭合功能,止血效果强而确切,可以直接闭合 7 mm 以下的血管,而且有报警声音提示闭合情况,具有快捷、方便、不出血的特点。

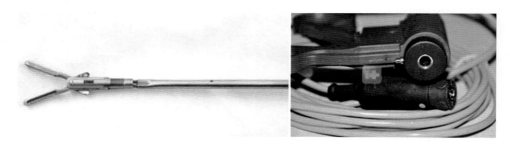

图 2-1-11

【临床应用】 多功能双极应用范围基本涵盖整个腔镜及开放手术,具有很好的止血和血管闭合效果,适用于妇科各腹腔镜手术。

第二节　妇产科常见仪器设备

1. 光源

冷光源(图 2-2-1)的作用是给腹腔提供照明。为了避免光照所产生的热量灼伤组织,腹腔镜使用的是冷光源,它滤去了产生热量但对照明没有贡献的红外线,将能量集中转换为可见光,以便更适用于长时间的手术。常见的冷光源主要以氙灯和 LED 为主。以目前的技术水平,氙灯的亮度优于 LED,而 LED 的灯泡寿命长于氙灯。腹腔镜手术所需要的冷光源亮度较高,因此推荐氙灯作为光源。

【临床应用】　在腹腔镜手术中,手术视野明显优于开腹手术,其中一个原因就是腹腔镜下光线照射术野均匀明亮,而且根据需要可以进行调节。冷光源不应该开得过高,多选择 $40\%\sim75\%$ 的范围。光源过暗,图像质量明显下降,噪点增多,细节显示不清;光源过亮,不会增加清晰度,反而加快光源的损耗,缩短使用寿命,增加成本。同时需要注意的是,冷光源虽然产生热量较少,一般不会损伤内脏,但在体外,长时间近距离地照射患者皮肤或者隔离巾,也会引起皮肤烫伤或者敷料点燃。因此将摄像头长时间照射人体表面时,需关闭或降低光源亮度。临床上多数腹腔镜使用的是氙灯,当光源主机上有红灯亮起或闪烁时,提示该灯使用近 300 小时,需要有备用光源,随时应急。

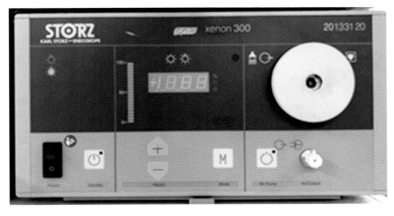

图 2-2-1

2. 摄像主机

摄像头采集到的图像是通过摄像主机进行信号处理来实现的。IMAGE1 S 影像平台作为最新高清影像主机(图 2-2-2),采用创新的模块化设计,具备五大影像增强功能、双路影像、1080P 刻录等技术优势。

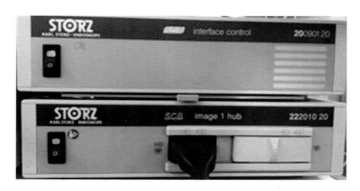

图 2-2-2

【临床应用】 摄像主机是腹腔镜的核心设备,也是决定图像质量的最重要设备。

3. 摄像头

根据形状,摄像头可以分为标准型、直型、钟摆型等。腹腔镜手术中较常用的是标准型摄像头。如图 2-2-3 所示,摄像头前端有 3 个环,分别为卡镜环、对焦环和光学变焦环。

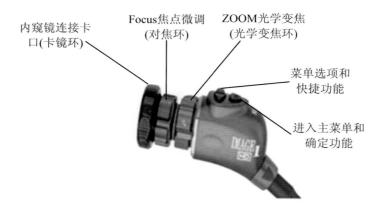

图 2-2-3

【临床应用】 摄像系统是腹腔镜手术中决定图像质量的关键部件之一,高清或全高清的摄像头可以清晰地显示解剖细节,为良好的手术操作创造条件。标准摄像头前端的对焦环和光学变焦环可以由术者调节。通过光学变焦环可以调节画面的远近。因此建议根据术者习惯先调整合适的镜头远近,再调节对焦环。另外,建议以上操作在术前就完成,术中不再做调整。若术中镜头变模糊,应考虑镜头被污染,需先清洁镜头,而不是先调整焦距。

4. 气腹机

气腹机(图 2-2-4)的主要功能是建立并维持气腹,保证手术操作空间充分,术野清晰。

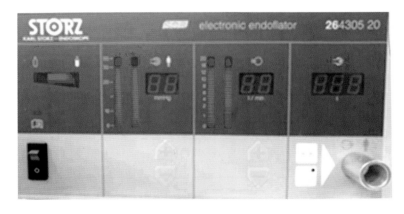

图 2-2-4

【临床应用】 气腹的维持是保证手术顺利进行的基础。腹腔镜手术本身就是建立在气腹基础上的,气腹是腹腔镜手术安全的基本保障,因此手术医生、护士均应该熟悉气腹机,并在手术过程中时刻关注气腹机的工作状态。气腹机应该摆放在显示屏的下方,便于术者包括助手随时看到气腹状态。妇科手术的常规气腹压力设定在 13～15 mmHg,气体流量设置可以选择最大流量,以保证在放气或吸引时维持气腹压力不变。

腹腔镜设备的操作流程如图 2-2-5 所示。

妇产科手术护理常规

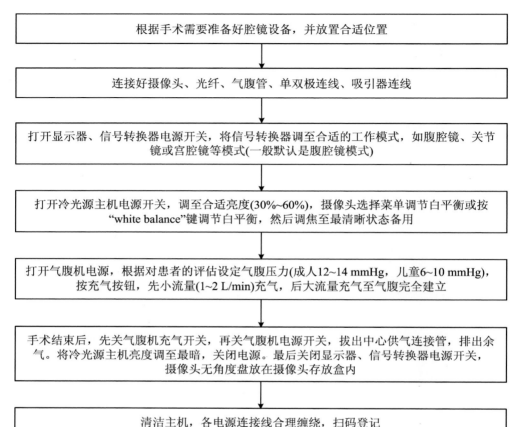

根据手术需要准备好腔镜设备，并放置合适位置

连接好摄像头、光纤、气腹管、单双极连线、吸引器连线

打开显示器、信号转换器电源开关，将信号转换器调至合适的工作模式，如腹腔镜、关节镜或宫腔镜等模式(一般默认是腹腔镜模式)

打开冷光源主机电源开关，调至合适亮度(30%~60%)，摄像头选择菜单调节白平衡或按"white balance"键调节白平衡，然后调焦至最清晰状态备用

打开气腹机电源，根据对患者的评估设定气腹压力(成人12~14 mmHg，儿童6~10 mmHg)，按充气按钮，先小流量(1~2 L/min)充气，后大流量充气至气腹完全建立

手术结束后，先关气腹机充气开关，再关气腹机电源开关，拔出中心供气连接管，排出余气。将冷光源主机亮度调至最暗，关闭电源。最后关闭显示器、信号转换器电源开关，摄像头无角度盘放在摄像头存放盒内

清洁主机，各电源连接线合理缠绕，扫码登记

图 2-2-5

5. 旋切器

旋切器(图 2-2-6)又名电动子宫切除器，主要功能是将大块切下的组织通过旋切变成小块，从操作孔取出，达到微创的目的。

【临床应用】 腹腔镜下子宫肌瘤挖除术、腹腔镜下次全子宫切除术等。

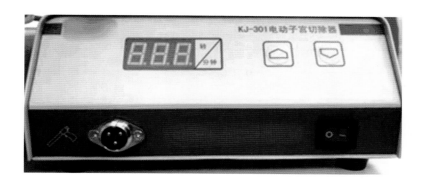

图 2-2-6

6. 高频电刀

高频电刀(图 2-2-7)是一种取代机械手术刀进行组织切割的电外科设备,分为单极电刀和双极电凝。

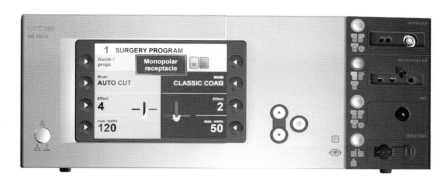

图 2-2-7

【临床应用】 (1)单极电刀广泛应用于外科手术,按其功能对不同组织进行切割。纯切割是对任何组织进行的清晰、精确、无损伤的切割;混切割也是对任何组织进行的切割,同时具有很好的凝血作用。

(2)双极电凝主要用于凝血,还用于分离组织、电灼肿瘤包膜使之皱缩、电灼动脉瘤蒂使之缩窄后便于夹闭。双极电凝已广泛应用于各种外科治疗,也适用于安装心脏起搏器的患者。

高频电刀的操作流程如图 2-2-8 所示。

插上电源插座，开启电源开关，开机自检
检查各连接线与输出是否正常，正确粘贴负极板
将电刀手笔末端与电刀主机连接
根据手术需要调整电切与电凝的输出功率
关闭高频电刀电源开关，揭除负极板，检查局部皮肤
清洁电刀主机，扫码登记，归位备用

图 2-2-8

7. 超声刀

超声刀(图 2-2-9)是通过机械振荡来达到切开、凝血的目的的。

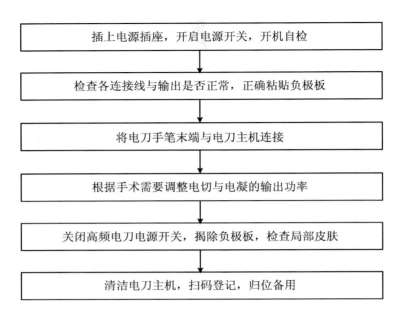

图 2-2-9

【临床应用】 超声刀特别适用于重要脏器附近的分离，或对安装有心脏起搏器患者进行的手术，也广泛应用于各大外科，而且一个刀头可完成多项操作。

超声刀的操作流程如图 2-2-10 所示。

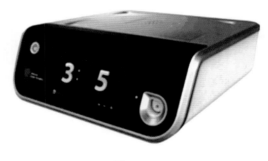

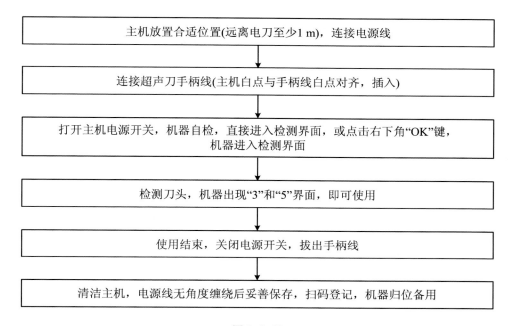

主机放置合适位置(远离电刀至少1 m)，连接电源线

连接超声刀手柄线(主机白点与手柄线白点对齐，插入)

打开主机电源开关，机器自检，直接进入检测界面，或点击右下角"OK"键，机器进入检测界面

检测刀头，机器出现"3"和"5"界面，即可使用

使用结束，关闭电源开关，拔出手柄线

清洁主机，电源线无角度缠绕后妥善保存，扫码登记，机器归位备用

图 2-2-10

第三章 妇产科常见开放手术护理常规

第一节 剖宫产术护理常规

1. 麻醉方法

连硬外麻醉或气管内麻醉。

2. 手术体位

仰卧位（约束带固定双腿）。

3. 手术间布局

手术间布局如图 3-1-1 所示。

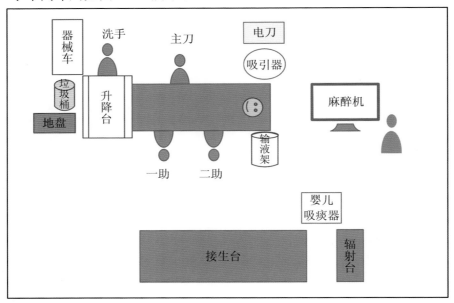

图 3-1-1

4. 物品准备

（1）常规敷料和器械：剖腹包（大手术洞巾 1 块、中单 2 块、中包布 2 块、治疗巾 4 块、显影长条纱布 5 块、小纱布 8 块）、无菌手术衣、剖宫产器械。

（2）备用器械：助产钳。

（3）常规一次性物品：无菌手套各型、吸引器连接管、吸引器头、5 mL 注射器、22# 刀片、无菌敷贴、无菌小纱布、可吸收线（1#、0#），1# 丝线备用。

（4）特殊耗材套包：一次性婴儿吸痰管、护脐贴、52 cm×175 cm 长条纱布（宫腔填塞用）。

（5）特殊设备：婴儿吸痰器、婴儿辐射台、多普勒胎心监护仪。

（6）术中用药：缩宫素、抗生素、垂体后叶素等。

5. 婴儿辐射台操作流程

婴儿辐射台操作流程如图 3-1-2 所示。

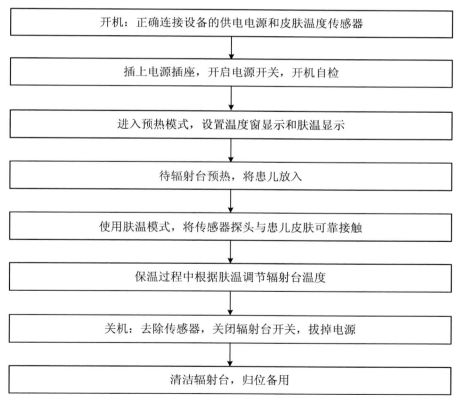

图 3-1-2

6. 消毒范围及铺巾

消毒范围：以切口为中心，上至乳头，下至大腿上 1/3，两侧至腋中线。

铺巾详见第一章第一节。

7. 简要手术步骤

（1）器械护士提前 15 min 洗手，与巡回护士一起清点常规物品，消毒铺巾。

（2）无菌接生台备血管钳、剪刀各 1 把，供断脐使用。

（3）递艾力斯钳固定吸引器，递酒精小纱布消毒皮肤。

（4）经手术医生、麻醉医生、巡回护士进行切皮前三方核查后，方可开始手术。

（5）递两块长条纱布置切口边缘，弯盘传递刀片，切开皮肤及皮下组织，递血管钳、组织剪进入腹直肌前鞘，使用刀柄钝形分离腹直肌内侧缘与腹白线，血管钳提夹腹膜，刀片切开腹膜，进腹，更换长条纱布。

（6）腹腔拉钩牵开腹腔术野，显露膀胱腹膜反折，组织剪横行剪开，下推膀胱。

（7）盐水纱布两块垫于切口两侧，回收手术野所有器械，刀片于子宫下段腹膜反折缘下 2 cm 处，横行切开子宫肌层，显露羊膜囊。

（8）备好吸引器及外套管，递血管钳刺破羊膜囊，吸尽羊水。

（9）术者取出胎儿后，分别递两把血管钳，组织剪断脐，将新生儿交与接生者处理。

（10）两把有齿卵圆钳钳夹子宫切口上下缘，两把艾力斯钳钳夹子宫切口两角，递缩宫素 20 U 注入子宫肌层，按摩宫底，牵拉脐带娩出胎盘和胎膜，检查胎盘的完整性。卵圆钳钳夹纱布块擦拭宫腔 2～3 次，确认无残留的胎膜及胎盘组织。

（11）清点纱布、缝针，递腹腔拉钩显露子宫切口，递 1# 可吸收线缝合子宫。

（12）更换被羊水及胎膜组织污染的器械，包括缝针、纱布，无菌盐水冲洗腹腔，探查子宫及双侧附件有无异常。

（13）清点台上所有物品，递血管钳牵引腹膜，0# 可吸收线连续缝合腹膜，腹直肌前鞘，再次清点台上所有物品。

（14）酒精纱布消毒皮肤，选择合适缝线缝合皮肤，清点台上所有物品。

（15）手术结束按相关流程规范处理器械和污敷料。

8. 器械护士配合要点

（1）提前 15 min 洗手，规格化整理器械台（图 3-1-3）。

（2）准备切口粘贴积液袋，防止羊水污染床单。

（3）关注手术进展，提前准备好需要的物品、器械。

（4）臀位的手术需提前准备无菌巾包裹臀部，防止胎便污染。

（5）胎盘娩出后切口周围加盖无菌巾。

（6）缝合子宫前后与巡回护士共同清点纱布数量，以防纱布遗留在宫腔内。

（7）使用电刀时妥善管理好电刀手笔，防止灼伤产妇及新生儿。

（8）缝合子宫的缝线不再缝合别处。

（9）严格执行无接触隔离措施，建立无菌区和相对污染区，防止子宫内膜异位症的发生。

（10）术后规范处理胎盘（放在医疗垃圾袋内，扎紧袋口冷藏后统一由相关部门回收处理）、污敷料（由清洁单包裹放到污走廊统一洗衣房规范处理）、器械（预防处理后交由供应室规范处理）。

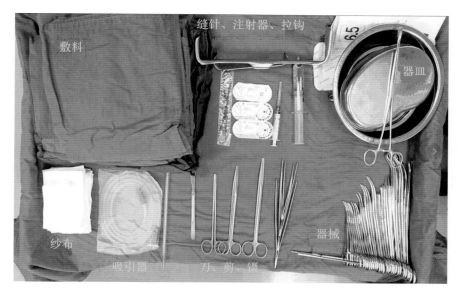

图 3-1-3

9. 巡回护士配合要点

（1）标准化安置手术间的物品（接生台、辐射台、婴儿吸痰器）。

（2）提前准备好婴儿吸痰器和婴儿辐射台并预热新生儿包被。

（3）协助麻醉，做好产妇隐私保护，注意保暖。

（4）核对术中所用抗生素和缩宫药物，做好药物备用。

（5）使用 0.5%安多福消毒脐带时，注意不能接触到婴儿身体的其他部位，消毒过的棉签须及时处理。

（6）填写婴儿标签、腕带，并与麻醉医生和手术医生共同核对相关信息（产妇病区、床号、住院号、患儿性别、出生时间，如：产科，1 床，2323000，王燕之子，1 月 1 日 12 时出生）。

（7）注意新生儿保暖及安全防护，防止坠床。

（8）密切观察新生儿的面色及反应，防止羊水误吸，注意新生儿生命体征变化。

（9）新生儿娩出即刻与手术医生核对性别、出生时间并记录在新生儿腕带与新生儿护理记录单上，记录单上附有母亲大拇指指印和新生儿脚印；确保新生儿腕带、新生儿护理记录单及包被外相关信息一致。

（10）新生儿应与产妇一起送回病房，不可将新生儿独自留在手术间。

（11）若新生儿需要住院，填写转运单，并与病区联系，安排医务人员与家属一起护送新生儿至 NICU。

（12）正确执行医嘱，规范使用抗生素、缩宫素。若术中需要使用垂体、欣母沛等药物，严格规范执行口头医嘱，术后提醒医生及时补医嘱。

（13）正确书写各类护理记录单，包括巡回护士护理记录单、手术安全核查表、手术风险评估单、新生儿护理记录单、新生儿转运单等。

（14）评估产妇的孕周，做好抢救早产儿的准备。

（15）孕晚期注意仰卧位低血压综合征的早期识别与应急处理。

10. 特殊剖宫产术相关护理关注点

◆ 前置胎盘剖宫产的关注点

（1）巡回护士关注点：

① 术前建立两条以上的静脉通道，保证术中液体快速滴入；备好产妇人字

分腿仰卧位,消毒铺巾。

② 协助麻醉医生进行动静脉穿刺,穿刺深静脉,保证快速补液;穿刺动脉,检测动脉血压,以及早发现患者休克症状及出血情况。

③ 术前备血,并提前核对血制品,减少术中核对等待时间。

④ 提前配置垂体、缩宫素等术中药物,并在术中正确使用凝血酶原复合物,纤维蛋白原等药物。

⑤ 调节房间温度,使用辐射台、暖风机,注意产妇及新生儿的体温保护。

⑥ 提前沟通,协调相关人员转运新生儿。

⑦ 出现紧急情况,协助医生抢救新生儿。

⑧ 密切观察产妇的生命体征、出血量、宫腔填塞纱布等情况并及时记录。

⑨ 观察手术进展情况,术中是否需要行子宫切除或输尿管双J管置入术,提前准备手术需要的器械缝线等。

⑩ 术中一旦出现产妇和新生儿须同时抢救,及时向隔壁房间巡回护士或护士长及专科组长呼救。

(2)洗手护士关注点:

① 熟悉手术步骤及主刀医生习惯,提前准备好术中所需用物。

② 术中精神高度集中,准确快速地传递器械。

③ 密切关注手术进程,明确术中是否有填塞长条纱布等情况,及时和巡回护士核对填塞数量,杜绝纱布遗留体腔的情况发生。

④ 术前准备前置胎盘抢救箱,术后及时补齐箱内物品,保证抢救物品100%完好。

(3)剖宫产术中输血。

剖宫产术中如预计术中出血过多或者前置胎盘伴有胎盘植入的产出需提前备血,具体输血流程如图 3-1-4 所示。

◆ 脐带脱垂,胎盘早剥,胎儿宫内窘迫等紧急剖宫产的关注点

(1)巡回护士关注点:

① 值班期间接到急救电话,第一时间接产妇进手术室。

② 立刻安排手术间及洗手护士。

③ 准备导尿包、缩宫素等术中物品。

④ 产妇入手术间后积极准备,建立静脉通道,插尿管,协助麻醉。

⑤ 认真清点手术物品,做到忙而不乱,杜绝物品遗留体腔的情况发生。

⑥ 协助抢救新生儿。

⑦ 手术结束,6 h 之内补全抢救记录及抢救医嘱签名。

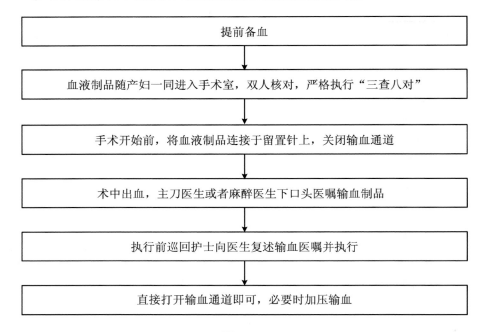

图 3-1-4

（2）洗手护士关注点：

① 第一时间准备器械、敷料等手术物品。

② 提前洗手上台,与巡回老师共同清点手术物品。

③ 精神高度集中,准确快速传递器械。

④ 密切关注手术进程,明确术中是否有填塞长条纱布等情况,及时和巡回护士核对填塞的数量,杜绝纱布遗留体腔的情况发生。

第二节　卵巢囊肿剥除术护理常规

1. 麻醉方法

气管内麻醉。

2. 手术体位

仰卧位(约束带固定双腿,肩托固定肩部)。

3. 手术间布局

手术间布局如图 3-2-1 所示。

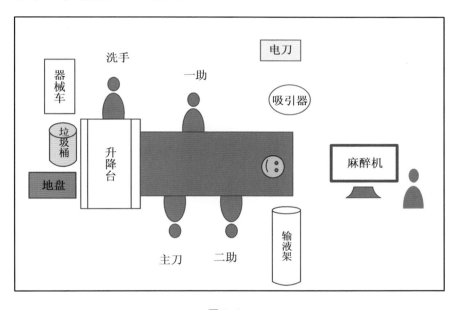

图 3-2-1

4. 物品准备

(1)常规敷料和器械:剖腹包(大手术洞巾 1 块、中单 2 块、中包布 2 块、治疗巾 4 块、显影长条纱布 5 块、小纱布 8 块)、无菌手术衣、剖腹器械(图 3-2-2)。

(2)备用器械:全子宫补充器械(4 把 20 cm 血管钳、4 把 20 cm 艾力斯钳)、大 S 拉钩。

(3)常规一次性物品:22# 刀片、吸引器连接管、吸引器头、电刀、1# 线、

4[#]线、7[#]线、10×20圆针、手套、小纱布。

（4）特殊耗材：可吸收线（0[#]、2-0[#]、4-0[#]）。

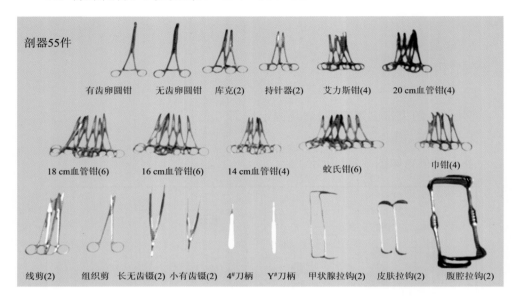

剖器55件

有齿卵圆钳　无齿卵圆钳　库克(2)　持针器(2)　艾力斯钳(4)　20 cm血管钳(4)

18 cm血管钳(6)　16 cm血管钳(6)　14 cm血管钳(4)　蚊氏钳(6)　巾钳(4)

线剪(2)　组织剪　长无齿镊(2)　小有齿镊(2)　4[#]刀柄　Y[#]刀柄　甲状腺拉钩(2)　皮肤拉钩(2)　腹腔拉钩(2)

图 3-2-2

5. 仪器设备使用指南

高频电刀的安全使用详见第二章第二节。

6. 消毒范围及铺巾

消毒范围：以切口为中心，上至乳头，下至大腿上 1/3，两侧至腋中线。

铺巾详见第一章第一节。

7. 简要手术步骤

（1）器械护士提前 15 min 洗手，与巡回护士一起清点常规物品，进行手术野消毒铺巾。

（2）经手术医生、麻醉医生、巡回护士进行切皮前三方核查后，方可开始手术。

（3）刀柄置于弯盘通过间接传递法传递 22[#] 刀片切皮，干纱布拭血，电刀止血；递皮肤拉钩牵开手术野，电刀切开，血管钳分离，并钳夹出血点进行丝线结扎或电刀止血，由浅入深，切开皮下组织、腹直肌前鞘直至打开腹膜，显露腹腔。

（4）递腹腔拉钩牵开手术野，递组织钳将囊肿拉出腹腔。

（5）切开囊肿壁，递血管钳钳夹切缘，递湿纱布包裹手指钝性分离出囊肿，电凝止血，用 2-0# 可吸收线缝合囊壁切口。

（6）探查对侧卵巢，必要时楔形切除部分卵巢做病理检查。

（7）温盐水冲洗腹腔，清点手术物品，依次用 0# 可吸收线关腹，2-0# 可吸收线缝皮下，4-0# 可吸收线皮内缝合皮肤。

8. 器械护士配合要点

（1）提前 15 min 洗手，整理器械，并检查器械的完好性，与巡回护士共同清点手术物品并标准化放置各物品（图 3-2-3）。

（2）关注手术进度，正确快速传递器械。

（3）手术过程中妥善管理电刀手笔，防止灼伤；及时清除电刀头焦痂，以免影响再次使用。

（4）妥善管理术中切下的标本，与送检者做好交接。

（5）严格执行无菌操作技术，做无菌技术执行的监督者。

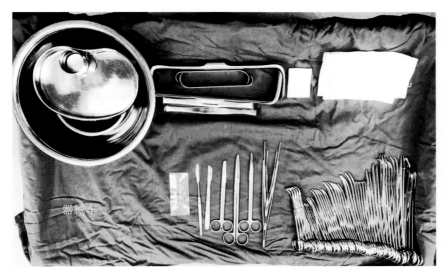

图 3-2-3

9. 巡回护士配合要点

（1）认真核对患者信息，麻醉后手术前留置尿管。

（2）正确粘贴负极板，连接电刀、吸引器，确保性能完好。

（3）术中严密观察尿液的颜色、尿量及患者生命体征，保持输液通畅。

（4）术中监督手术人员无菌操作,督促医生及时送检病理标本并核对签字。

第三节 广泛全子宫切除＋盆腔淋巴结 清扫术护理常规

1. 麻醉方法

气管内麻醉。

2. 手术体位

仰卧位,术中头低足高位。

3. 手术间布局

手术间布局如图 3-3-1 所示。

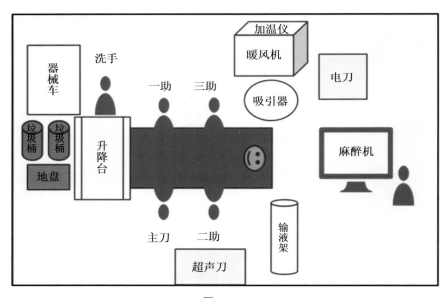

图 3-3-1

4. 物品准备

（1）常规敷料和器械:剖腹包(大手术洞巾 1 块、中单 2 块、中包布 2 块、治疗巾 4 块、显影长条纱布 5 块、小纱布 8 块)、无菌手术衣、剖腹器械(图 3-2-2)、胸止钳、S 拉钩、腹撑或三叶拉钩(图 3-3-2)、超声刀。

（2）特殊器械：全子宫补充器械、静脉拉钩。

（3）常规一次性物品：电刀、双极电凝镊、吸引连接管、22#刀片、小纱布、10×20胖圆针、成人套针，1#、4#、7#丝线，伤口敷贴，小纱布，盐水垫3块，乳胶管1~2根。

（4）特殊耗材：可吸收线（0#、2-0#、0#段装线）。

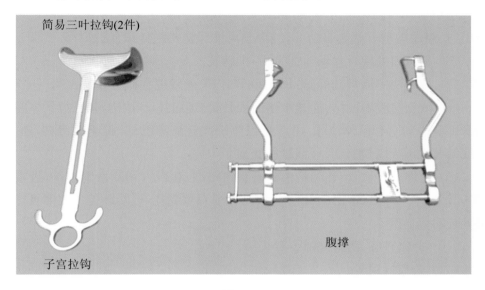

简易三叶拉钩(2件)

腹撑

子宫拉钩

图 3-3-2

5. 仪器设备使用指南

（1）高频电刀的安全使用详见第二章第二节。

（2）超声刀的安全使用详见第二章第二节。

6. 消毒范围及铺巾

消毒范围：以切口为中心，上至乳头，下至大腿上1/3，两侧至腋中线。

铺巾详见第一章第一节。

7. 简要手术步骤

（1）洗手护士提前15~20 min洗手，与巡回护士常规清点物品，进行手术野消毒铺巾。

（2）经手术医生、麻醉医生、巡回护士进行切皮前三方核查后，方可开始手术。

（3）弯盘内装 22# 刀片、有齿镊，切开皮肤，逐层分离至腹直肌及腹横肌，打开腹膜，递三角针 4# 丝线将腹膜缝于无菌巾上以保护切口，也可以用切口保护器，腹部拉钩显露手术野，洗手后探查腹腔。

（4）递两把大弯血管钳夹持子宫两侧角部，上提子宫。

（5）处理圆韧带：递组织钳提起圆韧带，中弯血管钳于近盆壁处钳夹，超声刀或组织剪切断圆韧带，10×20 圆针 7# 丝线贯穿缝扎，血管钳钳夹远端缝线做牵引，长组织剪剪开阔韧带前叶，钝形分离推开膀胱侧窝和直肠侧窝。

（6）超声刀处理骨盆漏斗韧带，下推膀胱。

（7）处理两侧卵巢动静脉：10×20 圆针 7# 丝线缝扎血管残端。

（8）清扫盆腔淋巴结：递盐水垫上推肠管，递腹撑、S 拉钩，腹腔拉钩显露髂动脉即髂内动脉和髂外动脉，递弯组织剪锐性分离淋巴结，胸止钳钳夹，递 1# 丝线结扎或 6×14 圆针 1# 丝线缝扎止血。

（9）处理子宫血管：递两把中弯血管钳钳夹，超声刀切断血管远端，近端用 10×20 圆针 7# 丝线缝扎并用 7# 丝线结扎或双重缝扎，远端缝扎一次即可。同法处理对侧血管。

（10）分离直肠、阴道间隙。

（11）游离输尿管。

（12）处理子宫骶韧带、主韧带。

（13）处理阴道旁组织。

（14）环切阴道，切除子宫：递组织钳钳夹阴道壁，刀片切开阴道，递卵圆钳夹持碘伏纱布塞入阴道；递艾力斯钳钳夹阴道残端，超声刀环状切断阴道，夹持过阴道的器械视为污染，切下的子宫放入弯盘内。

（15）消毒缝合阴道残端：递 0# 可吸收线缝合阴道残端。

（16）缝合后腹膜：7×17 圆针 4# 丝线缝合后腹膜。

（17）冲洗腹腔：温盐水冲洗，检查附件情况，清点器械、缝针、纱布等物品。

（18）放引流管，逐层关腹。

（19）缝合皮肤，包扎伤口。

8. 器械护士配合要点

（1）提前 15～20 min 洗手整理物品，认真清点台上的所有物品（图 3-2-3）。

（2）关注手术进度，正确传递器械。

（3）提前准备好盐水垫油条（作用是阻挡肠管，增宽手术野）和2块碘伏小纱布和1块碘伏长条（消毒阴道残端时填塞阴道）。

（4）手术器械洁污分开放置，接触阴道的器械不可再用。

（5）管理好术中标本，标记各部位的淋巴结。

（6）手术结束后提醒医生取出阴道内填塞的碘伏纱布。

9. 巡回护士配合要点

（1）核对患者信息（腕带、病历）并进行心理疏导，消除其紧张情绪，注意保暖（升温毯、输液加温仪）；摆正体位，妥善固定肢体。

（2）全身麻醉后手术前给患者常规导尿。

（3）正确粘贴负极板，安全规范使用电刀。

（4）与洗手护士认真清点台上所有物品，皮肤消毒后清理垃圾桶，防止纱布混淆。

（5）严格执行标本管理制度，督促医生正确地送检标本，确保标本安全并及时核对。

（6）做好患者体温保护，安全使用升温毯和输液加温仪，提前备好温盐水以作冲洗用。

（7）使用间歇性充气压力泵，预防术中深静脉血栓（DVT）的发生。

（8）术中加强细节管理，预防压力性损伤等并发症的发生。

（9）严格执行清点查对制度，手术结束督促医生取出阴道填塞纱布，防止异物遗留。

第四节　卵巢癌肿瘤细胞减灭术手术常规

卵巢癌肿瘤细胞减灭术是指切除大块的肿瘤，术中尽量缩减剩余肿瘤（指残留灶的最大直径＜1 cm）和减少剩余肿瘤结节的范围。切除范围除子宫和附件，还包括受累的腹膜、直肠及盆腹腔淋巴结，甚至包括肝脏、脾脏等。

1. 麻醉方法

气管内全身麻醉（桡动脉穿刺、颈内静脉穿刺置管）。

2. 手术体位

人字形分腿体位如图1-2-1所示。

3. 手术间布局

手术间布局如图 3-3-1 所示。

4. 物品准备

(1) 卵巢癌肿瘤细胞初次减灭术。

① 常规器械:剖腹器械(图 3-2-2)、胸止钳、全子宫补充器械、简易三叶拉钩(图 3-3-2)。

② 特殊器械:胸外科金属吸引器、静脉拉钩。

③ 备用器械:腹腔自动拉钩(21 件)(图 3-4-1)、肠钳、荷包钳(图 3-4-2)。

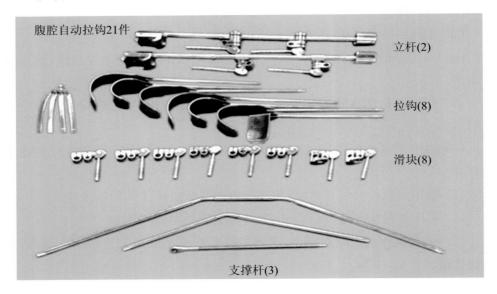

图 3-4-1

④ 敷料:剖腹包、手术衣、大敷料(中单 2 块、中包布 1 块、治疗巾 2 块)。

⑤ 常规一次性物品:小纱布,长条纱布和盐水垫若干,电刀,吸引器连接管,成人套针,10×20 胖圆针,1#、4#、7# 丝线若干,冲洗器,18# 或 20# 三腔导尿管,双套管,乳胶管,引流袋,双极电凝镊,超声刀,灯罩,11#、22# 刀片,3 L 显微镜套,硅胶引流球,8# 红色橡胶导尿管 2 根。

⑥ 特殊缝线:可吸收线(0# 段装、2-0# 段装、3-0# 段装、4-0# 段装、0# 单根可吸收线)减张缝合套件备用。

⑦ 特殊耗材:卵巢癌减灭手术套包。

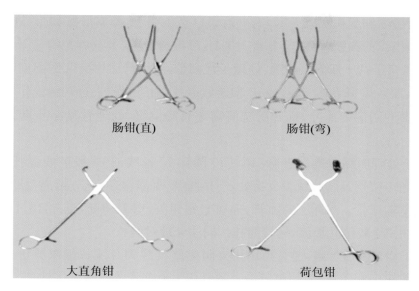

肠钳(直)　　　　　　　　肠钳(弯)

大直角钳　　　　　　　　荷包钳

图 3-4-2

（2）卵巢癌肿瘤细胞再次减灭术。

无需全子宫补充器械,8×20 圆针,其他同初次减灭术物品准备。

5. 仪器设备使用指南

（1）超声刀的安全使用详见第二章第二节。

（2）高频电刀的安全使用详见第二章第二节。

6. 消毒范围及铺巾

（1）消毒范围:上至两乳头连线,下至大腿上 1/3＋会阴部,两侧至腋中线。

（2）铺巾详见第一章第一节。

7. 简要手术步骤

（1）洗手护士提前 15～20 min 洗手,与巡回护士常规清点物品。

（2）经手术医生、麻醉医生、巡回护士进行切皮前三方核查后,方可开始手术。

（3）切开皮肤,进腹探查:弯盘内置有齿镊、22# 刀片传递至传递区,取下腹正中纵切口左侧绕脐长约 20 cm。电刀切开皮下组织,腹直肌前鞘,分离腹直肌,打开腹膜一小口,吸引管深入腹内吸出盆腹腔腹水。充分打开腹膜,洗手探查肿瘤大小及与周围组织粘连情况,递血管钳,超声刀取下少量卵巢病灶送冰冻。若冰冻提示不排除恶性肿瘤,于大网膜、肠管、肝脏表面等多脏器见可疑病灶,可行肿瘤细胞初次减灭术,遂上沿切口至剑突下,暴露肝圆韧带,递双大弯钳钳夹,组织剪离断,7#线套扎或大圆针7#线缝扎,安装豹牌拉钩暴露手术野。

(4) 全子宫＋双附件切除:处理子宫韧带:递大弯钳钳夹两侧圆韧带,组织剪剪断,10×20圆针7#丝线或0#段装线缝扎,血管钳钳夹远端缝线作牵引,长组织剪剪开阔韧带前叶,推开膀胱侧窝和直肠侧窝,处理骨盆漏斗韧带,下推膀胱。

(5) 处理两侧卵巢动静脉:10×20圆针7#丝线或0#段装线缝扎血管残端。递超声刀切开膀胱腹膜反折处,下推膀胱,暴露宫颈,充分游离盆壁腹膜并暴露两侧输尿管。暴露子宫血管,递血管钳钳夹,剪刀剪断,近端10×20圆针7#线缝扎,7#线结扎加固,远端缝扎。同法处理对侧。

(6) 切开阴道穹窿:递直角钳钳夹阴道壁,11#刀片或长组织剪切开阴道,艾力斯钳钳夹宫颈后唇,超声刀沿宫颈凝切阴道穹窿及两侧骶主韧带。卵圆钳钳夹碘伏纱布塞入阴道(术后取出),并用碘伏小纱布消毒阴道残端,0#可吸收线缝合阴道残端,取出全子宫＋双侧附件标本。

(7) 盆腔淋巴结清扫:递盐水垫上推肠管,递S拉钩,静脉拉钩显露髂动脉即髂内动脉和髂外动脉,递弯组织剪锐性分离淋巴结,胸止钳钳夹,递1#丝线结扎或小圆针1#线缝扎止血。

(8) 肿瘤细胞累及大网膜:助手持血管钳牵引大网膜,电刀打开网膜囊,递血管钳,沿胃大弯及横结肠肝区至脾区依次钳夹,组织剪剪断,1#或4#线套扎网膜断端,取下大网膜,交予洗手护士放置于干燥容器妥善保管。

(9) 累及侧腹膜及盆底腹膜:递卵圆钳夹持纱布卷,充分游离壁腹膜,库克钳和超声刀相互辅助切下腹膜上的病灶,双极电凝辅助止血。

(10) 累及肝脏:递长无损伤镊和超声刀相互辅助切下肝脏表面病灶,双极电凝镊辅助止血。出血小血管予4-0#滑线缝合,若行肝脏部分切除,用肝针缝合断面。

(11) 累及膈肌:递艾力斯钳和超声刀相互辅助切开膈肌,切下病灶,若膈肌开口较小,可递0#PDS线缝合,若开口较大,备补片缝补,术后置胸腔引管引流。

(12) 累及部分结肠,行全结肠切除＋空肠直肠吻合术:递温盐水垫包绕小肠并推向下方,使用切割闭合器自回肠末端离断升结肠。超声刀沿右结肠弯沟游离升结肠与腹膜,继续向左分离至脾曲,沿左结肠沟向下游离至乙状结肠末端,结肠系膜内血管予 1$^{\sharp}$ 丝线结扎。直线切割闭合器于乙状结肠与直肠交界处,离断肠管并取下全结肠,递电刀打开空肠侧壁,碘伏消毒,圆针 4$^{\sharp}$ 线缝合荷包,放入抵钉座。摆放大字体位,碘伏水冲洗肛门,石蜡油润滑吻合器,行回肠、直肠吻合。吻合口予 4-0$^{\sharp}$ 段装线加固,空肠末端作预防性造瘘口。

（13）累及脾门:递超声刀继续切开胃结肠韧带和胃脾韧带,进入小网膜腔,显露胰腺体部及尾部。于胰腺上缘触及脾动脉,递胸止钳游离脾动脉周围组织,暴露脾动脉后,递直角钳将其勾出,7$^{\sharp}$ 线于脾动脉上间隔 0.5 cm 结扎两次,超声刀离断。超声刀分别凝切脾结肠韧带、脾肾韧带、脾膈韧带及脾蒂周围结缔组织,暴露脾门动静脉,递胸止钳钳夹,剪刀离断,4$^{\sharp}$ 线套扎,4-0$^{\sharp}$ 滑线缝血管断端。

（14）关腹:经肉眼检查无明显病灶,温蒸馏水(43～45 ℃)浸泡 5～10 min,再次检查无出血后,所有手术人员更换手套,放置引流管,逐层关腹,必要时在切口处置入引流管。

（15）再次减灭术:省略步骤(3)和(4),其他步骤同初次减灭术。

8. 器械护士术中配合要点

（1）器械护士提前 15 min 洗手,标准化整理摆放器械台(图 3-2-3、图 3-4-3),严格执行手术前原位清点原则。

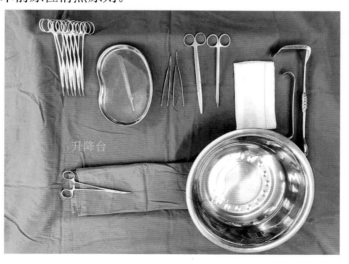

图 3-4-3

（2）术中严格执行无菌无瘤原则：无菌器械台严格分区，污染物或疑似污染物应及时更换并放置在指定区域，无菌区域潮湿，及时加盖或更换无菌巾，接触过阴道或宫颈的器械应放在相对污染区。用43℃蒸馏水冲洗盆腹腔时，在冲洗前应弃去术中使用过的敷料并更换吸引器头。接触过瘤体的器械弃用并放置在器械台指定区域。

（3）标本管理：术中切下的标本妥善放置，标识清楚，及时送检。较大标本，如网膜、直肠、子宫双附件，或部分肝脏、脾脏等，可由巡回护士准备标本袋，收集标本后一一标识清楚；较小的淋巴结可由台上器械护士准备弯盘，按照解剖位置放置以便送检。

（4）电外科器械管理：术中用到的电外科设备如电刀、双极电凝镊、超声刀等，在不使用时台上器械护士须及时收回，以预误触发引起电灼伤。术中妥善固定线路避免缠绕，及时擦除刀头焦痂和血渍，并检查超声刀垫片的完整性。

（5）术中纱布去向管理：消毒阴道残端的小纱布注意及时从手术野回收，妥善放置，阴道内塞碘伏长条纱布的须提醒医生手术后取出。切口周围切忌堆积纱布，及时了解纱布填塞位置、数量和去向。

（6）器械预处理：手术结束后与巡回护士清点台上一切物品，检查器械性能完好、数目准确后，初步预处理然后送污洗间与供应室交接。

（7）污敷料处理：器械护士术后将污敷料内杂物清除后，将全部污敷料用清洁布巾包裹打包后投入污敷料收集袋内，由洗衣房集中回收处理。

9. 巡回护士配合要点

（1）术前访视：手术前一天去病区访视患者，了解患者病情，针对性进行宣教，并和手术医生进行沟通，了解患者手术方式和手术风险。

（2）严格执行三方核查：麻醉实施前、手术开始前、患者离开手术前严格执行三方核查内容。

（3）手术间管理：合理化手术间布局，限制手术间人数，减少进出人员次数，严禁术中开启后门。

（4）"路径式"综合保温：术前30 min手术床铺保温毯覆盖小棉被预保温，术中在鼻温监测下采取综合保温如输液加温仪、暖风机、保温毯等，术后与PACU交接体温并注意延续性保温。

（5）压力性损伤的预防：术前手术床枕部垫头圈，骶尾部垫啫喱垫或康惠尔贴;双足跟垫啫喱足跟垫;术中眼睛用贴膜闭合;双侧肢体管道处皮肤贴敷贴保护,预防压伤。

（6）腹水收集:术中收集腹水,并及时标记送检。

（7）术中巡视:术中每小时巡视观察患者的生命体征、体温、出血量、尿量、腹腔引流液的颜色、引流量;仪器设备的工作状态;遵医嘱用白蛋白、输血等用药及更换液体情况。

（8）术中管理:及时在可视化提示墙填写术中添加物品、术中关注重点内容和交接班项目,并确保护理文书与麻醉单的一致性。

（9）严格执行清点原则:巡回护士及时把控清点时机,根据术中情况增加清点次数,并将清点结果告知手术医生,特别注意阴道填塞长条纱布是否取出。

（10）安全搬运患者:术前、术中、术后搬运患者注意人员分工和定位,确保患者安全及管道的通畅,杜绝意外脱管事件的发生。

（11）严格交接班:患者转运前确认患者转归,如需转入 ICU,提前 30 min告知并通知准备呼吸机;患者转入 PACU 时,注意交接皮肤情况、术中病情、患者携带物品、引流管、手术方式及术后关注重点等。

第五节　宫颈锥形切除术护理常规

1. 麻醉方法

气管内麻醉。

2. 手术体位

传统膀胱截石位(图 1-2-3)(所需物品:固定滑块 2 件,腿架 2 件,保护垫 2个,保暖腿套 2 件,固定带 2 个)。

3. 手术间布局

手术间布局如图 3-5-1 所示。

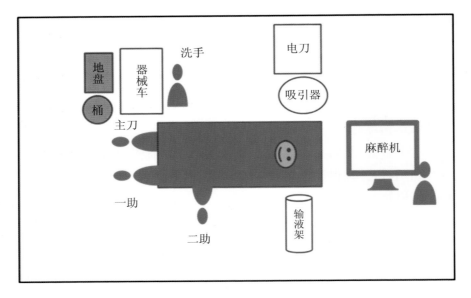

图 3-5-1

4. 物品准备

(1) 常规敷料和器械:剖腹包(大手术洞巾 1 块、中单 2 块、中包布 2 块、治疗巾 4 块、显影长条纱布 5 块、小纱布 8 块)、无菌手术衣、大敷料(中单 2 块、中包布 1 块、治疗巾 2 块)、经阴道全子宫器械(图 3-5-2)。

(2) 备用器械:剖腹器械(图 3-2-2)+阴道拉钩。

(3) 常规一次性物品:无菌手套、吸引器皮条、吸引器头、10 mL 注射器、11# 刀片、无菌小纱布、导尿管、引流袋、3M 脑外科膜、电刀、9×24 缝针、7# 丝线。

(4) 特殊耗材:可吸收线(0#)。

(5) 特殊用物:醋酸/2%碘酊、垂体后叶素 6 U+50 mL 0.9%NS(高血压患者选择缩宫素 10 U+50 mL 0.9%NS)

5. 仪器设备使用指南

高频电刀的安全使用详见第二章第二节。

6. 消毒范围及铺巾

消毒范围上至耻骨联合,下至肛门周围及臀部,两侧至大腿上 1/3 内侧。

铺巾详见第一章第一节。

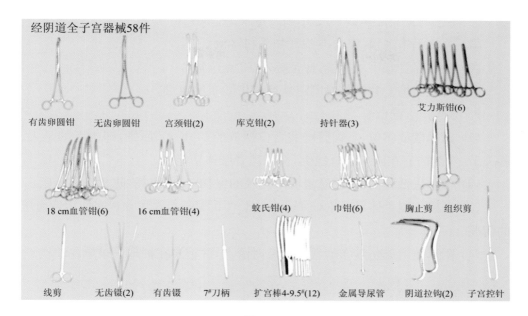

经阴道全子宫器械58件

有齿卵圆钳　无齿卵圆钳　宫颈钳(2)　库克钳(2)　持针器(3)　艾力斯钳(6)

18 cm血管钳(6)　16 cm血管钳(4)　蚊氏钳(4)　巾钳(6)　胸止剪　组织剪

线剪　无齿镊(2)　有齿镊　7#刀柄　扩宫棒4-9.5#(12)　金属导尿管　阴道拉钩(2)　子宫控针

图 3-5-2

7. 简要手术步骤

（1）常规消毒铺巾。

（2）艾力斯钳钳夹碘伏纱布再次消毒尿道口,插导尿管,固定尿袋,贴带积液袋手术膜。

（3）醋酸染色,宫颈注射垂体后叶素或缩宫素。

（4）用宫颈钳钳夹子宫前唇固定宫颈,用探针探测子宫深度和曲度。

（5）7# 丝线三角针标记锥切 12 点位置。

（6）弯盘传递 11# 手术刀片,距宫颈管口外 5～10 mm 的宫颈表面处,或醋酸染色不着色区边缘外 5 mm 做环形切口,切口深度达宫颈间质,长达 2～2.5 cm。

（7）传递组织剪,用剪刀完整切除宫颈锥体尖部。

（8）标本切除后用 0# 可吸收线缝合宫颈组织。

（9）缝合后用宫颈探针探测锥体内子宫颈管长度,锥体创面用电凝止血。

（10）阴道填塞碘仿纱布抗感染、止血。

（11）手术结束按相关流程处理器械和污敷料。

8. 器械护士配合要点

(1) 关注手术进程,提前准备好物品和器械。

(2) 妥善保管好手术标本,标记标本 12 点位置。

(3) 与巡回护士共同核对阴道填塞碘仿纱布的数量。

9. 巡回护士配合要点

(1) 正确摆放体位,掌握膀胱截石位摆放的"T-K-O"原则,即患者的足尖、膝关节、对侧的肩在同一条直线上,保证患者肢体功能位。

(2) 术中头低脚高位,注意患者眼角膜的保护,使用肩托,防止患者坠床。

(3) 正确配制垂体后叶素(6 U+50 mL 0.9%NS),并注意观察使用后血压的情况。

(4) 阴道填塞碘仿纱布的数量须及时清点,并记录在护理记录单备注栏。

妇产科手术护理常规

第四章 常规腔镜手术护理常规

第一节 腹腔镜下卵巢囊肿剥除术护理常规

1. 麻醉方法

气管内麻醉。

2. 手术体位

仰卧位,术中头低足高位。

3. 手术间布局

手术间布局如图 4-1-1 所示。

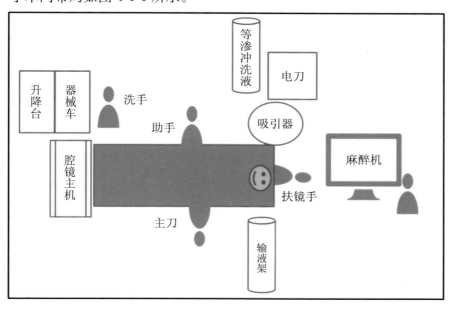

图 4-1-1

4. 物品准备

（1）常规敷料和器械：剖腹包（大手术洞巾 1 块、中单 2 块、中包布 2 块、治疗巾 4 块、显影长条纱布 5 块、小纱布 8 块）、无菌手术衣、腹腔镜器械。

（2）特殊器械：妇科腹腔镜器械（图 4-1-2）。

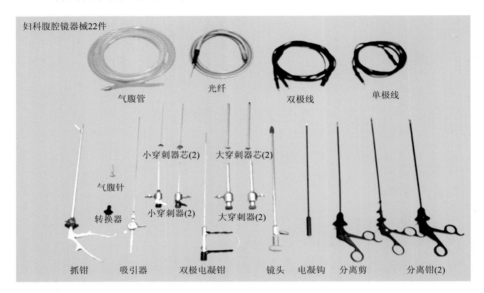

图 4-1-2

（3）常规一次性物品：11# 刀片、10×20 胖圆针、7# 丝线、吸引器 2 根、腔镜套、Y 形管、3 L 等渗冲洗液、手套、伤口敷贴、显影小纱条。

（4）特殊耗材：可吸收线（2-0#、4-0#）、一次性穿刺器（12 mm）。

5. 仪器设备使用指南

（1）高频电刀的安全使用详见第二章第二节。

（2）腹腔镜的安全使用详见第二章第二节。

6. 消毒范围及铺巾

消毒范围：以切口为中心，上至乳头，下至大腿上 1/3，两侧至腋中线。

铺巾详见第一章第一节。

7. 简要手术步骤

（1）常规消毒、铺巾，清点物品。

（2）连接腹腔镜摄像系统、CO_2 气腹系统、冲洗吸引系统及电切割系统。

（3）递酒精纱布消毒皮肤，递 2 把巾钳提起腹壁，递 11# 刀片切开，纱布 1 块拭血，于肚脐上侧边缘切一个小口，递气腹针进入腹腔后连接气腹管，成人调节压力 12～14 mmHg，建立气腹后，手术床调整为头低脚高位。

（4）取回气腹针，递 10 mm 穿刺器插入，取回巾钳，碘伏纱布擦拭镜头后，置入腹腔进行探查，依次置入另外 3 个穿刺器。

（5）探查盆腹腔，了解囊肿大小、活动度、表面有无赘生物。

（6）递分离钳 1 把，提夹卵巢韧带，暴露卵巢，递单极电钩或剪刀在囊肿包膜层做一纵向切口，分离钳钳夹包膜边缘，轻撕包膜层，用吸引器或分离钳钝性分离包膜和囊肿。

（7）若为囊性囊肿，可先用穿刺针连接吸引器吸尽囊内的液体，放入标本袋，再递抓钳夹持囊肿装入标本袋，经腹壁穿刺孔取出。

（8）递双极电凝钳，处理出血点。递腔镜持针器夹持 2-0# 可吸收线缝合创面，也可不缝合。

（9）检查盆腔内有无脏器损伤或出血，冲洗并吸尽腹腔血块和冲洗液。

（10）清点手术物品，退出腹腔镜及手术器械，排出体内剩余 CO_2 气体，退出穿刺器，酒精纱布消毒皮肤，两把艾力斯钳提起 12 mm 穿刺孔腹膜，胖圆针 7# 线缝合，递有齿镊 4-0# 可吸收线缝合皮肤。

8. 器械护士配合要点

（1）提前 15～20 min 洗手整理器械，并检查器械的完好性、功能性；与巡回护士共同清点手术物品，关注手术进度，正确并快速地传递器械。

（2）提前准备好标本袋，使用完毕检查标本袋的完好性，并管理好取出的标本。

（3）管理好台上的器械，及时清除器械上的血迹及焦痂。

（4）高度关注腔内使用缝针和小纱条的去向，确保关腹前取出，并检查完整性。

9. 巡回护士配合要点

（1）认真核对患者，术前置导尿管。

（2）严格遵守仪器设备使用操作规程，正确粘贴负极板，确保使用安全。

（3）术中加强巡视，保证患者的安全，积极配合手术，加强体温管理。

（4）正确使用肩托，防止术中变换体位时患者坠床。

第四章　常规腔镜手术护理常规

第二节　腹腔镜下宫外孕护理常规

宫外孕手术包括:输卵管切开取胚;输卵管切除;子宫契型切除。

1. 麻醉方法

气管内全麻。

2. 手术体位

平卧位,头低脚高位。

3. 手术间布局

手术间布局如图 4-1-1 所示。

4. 物品准备

(1) 常规敷料和器械:剖腹包(大手术洞巾 1 块、中单 2 块、中包布 2 块、治疗巾 4 块、显影长条纱布 5 块、小纱布 8 块)、无菌手术衣、腹腔镜器械。

(2) 特殊器械:妇科腔镜器械(图 4-1-2)。

(3) 常规一次性物品:11$^\#$刀片、10×20 胖圆针、7$^\#$丝线、吸引器 2 根、腔镜套、Y 形管、3 L 等渗冲洗液、手套、伤口敷贴、显影小纱条。

(4) 特殊耗材:可吸收线(2-0$^\#$、4-0$^\#$),一次性穿刺器(12 mm)。

5. 仪器设备使用指南

(1) 腹腔镜的安全使用详见第二章第二节。

(2) 超声刀的安全使用详见第二章第二节。

(3) 高频电刀的安全使用详见第二章第二节。

6. 消毒范围及铺巾

消毒范围:上至乳头,两侧至腋中线,下至大腿上 1/3 处。

铺巾详见第一章第一节。

7. 手术简要步骤

(1) 麻醉后导尿。

(2) 常规消毒铺巾。

(3) 正确连接各管道,脐部建立穿刺孔,置入镜头,建立气腹,调节头低脚高位。

（4）递碘伏长条纱布擦镜头,递金属 5 mm 小穿刺器于锁骨中线与脐平线相交点,金属 5 mm 小穿刺器于反麦氏点,一次性 12 mm 大穿刺器于麦氏点陆续打孔。

（5）探查腹腔,吸尽腹腔内的血液,统计腹腔出血量,冲洗腹腔。递分离钳两把,提夹卵巢韧带,暴露卵巢,递双极电凝沿输卵管伞端系膜至宫角部电凝,递腔镜剪刀切除输卵管。

（6）双极电凝处理出血点,在内镜下检查出血点,冲洗并吸尽残留的腹腔内冲洗液。

（7）清点纱布、缝针、器械。

（8）退出腔镜镜头及手术器械,排气,拔出穿刺器。

（9）递酒精显影小纱布消毒皮肤,艾力斯钳 2 把提起 12 mm 穿刺孔腹膜,递胖圆针 7# 丝线,有齿镊,4-0# 微乔线缝皮。

（10）再次清点纱布、缝针、器械。

8. 洗手护士配合要点

（1）备齐手术所需的所有物品,包括抢救物品,做好术中中转的准备。

（2）提前 15 min 洗手整理、检查器械,使器械处于完好备用状态。

（3）掌握手术步骤,正确传递器械。

（4）注意台上病理标本的正确安放。

（5）制作器械袋,管理好台上的器械,及时收回不用的器械。

9. 巡回护士配合要点

（1）急诊手术开放绿色通道,通知麻醉科和手术室护士长,做好抢救准备。

（2）严格执行三方核查,观察生命体征,建立静脉通道;大出血患者要做好输血准备,积极配血。

（3）正确摆放体位,升温毯保暖,避免肢体受压并注意保护患者隐私。

（4）选择合适的部位粘贴负极板。

（5）正确安装和使用肩托,防止患者移位或坠床。

（6）提前准备好手术所需的仪器设备,使其处于备用状态。

（7）合理规划手术间布局,确保操作流畅。

（8）及时送检标本,确保病理安全。

妇产科手术护理常规

第三节 腹腔镜下子宫肌瘤剔除术护理常规

1. 麻醉方法

气管内麻醉。

2. 手术体位

仰卧位,术中头低足高位。

3. 手术间布局

手术间布局如图 4-3-1 所示。

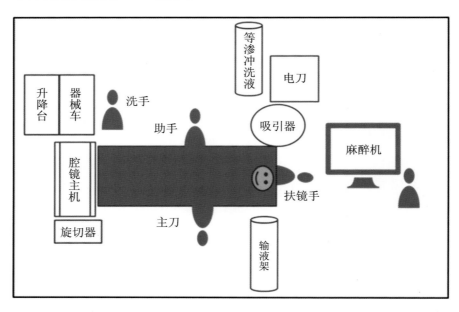

图 4-3-1

4. 物品准备

(1) 常规敷料和器械:剖腹包(大手术洞巾 1 块、中单 2 块、中包布 2 块、治疗巾 4 块、显影长条纱布 5 块、小纱布 8 块)、无菌手术衣、腹腔镜器械。

(2) 特殊器械:妇科腔镜器械(图 4-1-2)、腔镜旋切器(图 4-3-2)。

(3) 备用器械:剖腹器械(图 3-2-2)、大 S 拉钩。

(4) 常规一次性物品:手套若干、吸引器 3 根、10 mL 注射器、伤口敷贴(小号)4 张、显影小纱条、腔镜套 2 个、11# 刀片、10×20 圆针、7# 丝线、Y 形管、3 L 等渗冲洗液。

（5）特殊耗材：可吸收线（1#、4-0#）、一次性穿刺器（12 mm）。

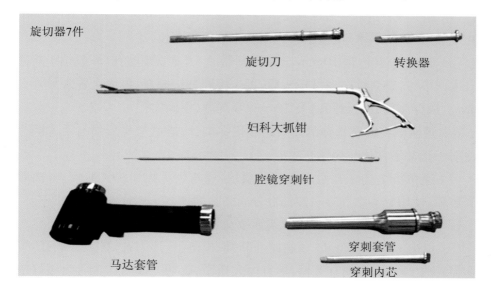

旋切器7件

旋切刀　　　　　　　　转换器

妇科大抓钳

腔镜穿刺针

马达套管

穿刺套管
穿刺内芯

图 4-3-2

5. 仪器设备使用指南

（1）腹腔镜的安全使用详见第二章第二节。

（2）高频电刀的安全使用详见第二章第二节。

6. 消毒范围及铺巾

消毒范围：以切口为中心，上至乳头，下至大腿上 1/3，两侧至腋中线。

铺巾详见第一章第一节。

7. 简要手术步骤

（1）常规消毒、铺巾，清点物品。

（2）连接腹腔镜摄像系统、CO_2 气腹系统、冲洗吸引系统及电切割系统，递艾力斯钳 2 把、长条纱布 2 块，将气腹管、光纤、摄像头连线，吸引器皮条 2 条用长条纱布及艾力斯钳固定于切口上方，另一把艾力斯钳将单双极电凝线固定于切口下方，将镜头对准另一长条纱布，进行对白、调焦距处理，使镜头处于备用状态。

（3）递弯盘，内盛有艾力斯钳、酒精小纱布、巾钳×2、11#刀片、气腹针。先递酒精小纱布消毒皮肤，再递2把巾钳提起腹壁，11#刀片切开，同时递长条纱布1块拭血。

（4）递气腹针进入腹腔后连接气腹管，巡回护士调节压力至12～14 mmHg，建立气腹后，关闭手术灯，将手术床调整为头低脚高位。

（5）取回气腹针，递10 mm金属穿刺器插入，建立观察孔（一般位于脐部周围），取回巾钳，碘伏纱布擦拭镜头后，置入腹腔进行探查，再依次置入另外2个5 mm金属穿刺器（副操作孔）及12 mm穿刺器（主操作孔）。

（6）遵医嘱将装有垂体的注射器连接穿刺针，排尽空气后递与手术医生将其注射于正常子宫体与瘤体交界处。

（7）递单极电钩切开肌瘤表面浆膜层，递有齿大抓钳提夹肌瘤，分离肌瘤周围包膜，使用分离钳和吸引器钝性分离剥除瘤体。

（8）递腔镜持针器，1#可吸收线连续交锁缝合子宫创面。

（9）退出一次性12 mm穿刺器，同时取出缝针，递刀片，扩大穿刺孔，置入旋切器包内15 mm金属穿刺器，递有齿大抓钳、旋切刀及马达套管组装好的旋切器旋切肌瘤，依次取出标本。

（10）腔镜直视下彻底检查盆腔内有无脏器损伤或出血，双极电凝钳将子宫体的缝合创面电凝止血，冲洗盆腔并吸尽冲洗后的液体。

（11）清点手术物品，退出手术器械，先退出15 mm穿刺器，递两把艾力斯钳在腔镜直视下夹15 mm穿刺器孔的腹膜，递8×20圆针7#丝线缝合腹膜，腔镜下确认缝合，退出腹腔镜，排出体内剩余CO_2气体，退出剩余3个穿刺器，酒精纱布消毒皮肤，有齿镊4-0#可吸收线缝合皮肤，敷贴覆盖切口。

（12）手术结束，正确处理污敷料、器械。

8. 器械护士配合要点

（1）提前15～20 min洗手整理器械，并检查器械的数目、完好性。

（2）关注手术进度，正确传递器械，腔镜器械及镜头杆身在进入穿刺器孔前用碘伏纱布润滑，保证器械的顺利进出。

（3）熟练掌握腔镜器械的拆装，尤其是双极电凝钳的拆装。

（4）注意电外科器械的安全使用，制作器械袋，单双极电凝不使用时放入器械袋，不可放在腹部皮肤及切口周围，以免误损伤患者皮肤。

（5）正确安装旋切器（图 4-3-3），协助手术医生使用旋切器并及时接取标本。

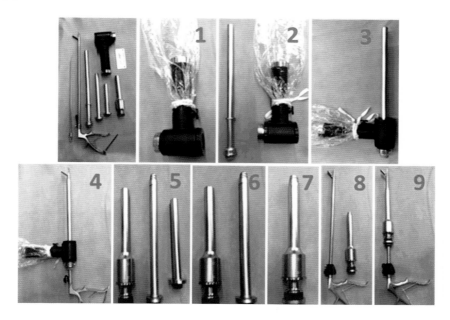

图 4-3-3

（6）管理好台上的器械，及时清除器械上的血迹及焦痂。

（7）关注缝合子宫的缝针去向，确保关腹前取出缝针，并检查完整性。

（8）注意腔镜吸引器的冲洗开关使用后及时关闭，避免敷料及患者衣物的潮湿，以免发生电外科灼伤。

9. 巡回护士配合要点

（1）术前按导尿操作流程给患者导尿，妥善固定尿袋于患者一侧。

（2）正确使用肩托，并用肩部啫喱垫保护肩部皮肤，防止术中变换体位时患者坠床及压疮的发生。

（3）麻醉后注意将患者的双眼用贴膜进行粘贴，使其双眼呈闭合状态以保护角膜。

（4）正确粘贴负极板、调节单双极参数值，关注电刀的安全使用。

（5）上台前正确配制垂体后叶素（6 U＋50 mL 0.9%NS），术中主刀医生使用垂体后叶素注射子宫体时，应告知麻醉医生，并密切关注患者生命体征的变化。

第四节　腹腔镜下全子宫＋双附件切除术护理常规

1. 麻醉方法

气管内全麻。

2. 手术体位

改良膀胱截石位（图 1-2-4、图 1-2-5）。

3. 手术间布局

手术间布局如图 4-4-1 所示。

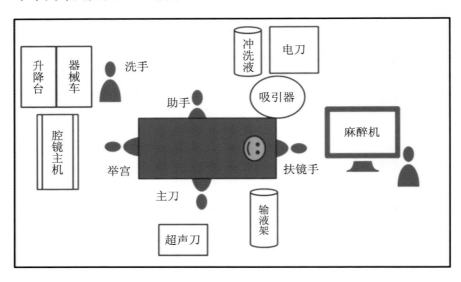

图 4-4-1

4. 物品准备

（1）常规敷料和器械:剖腹包（大手术洞巾 1 块、中单 2 块、中包布 2 块、治疗巾 4 块、显影长条纱布 5 块、小纱布 8 块）、无菌手术衣、大敷料（中单 2 块、中包布 2 块、治疗巾 4 块）、经阴道全子宫器械（图 3-5-2）。

（2）特殊器械:妇科腔镜器械（图 4-1-2）、举宫杯（图 4-4-2）、多功能双极、超声刀、超生刀手柄线、输卵管抓钳、紫色 Hemlock 钳。

（3）备用器械：剖腹器械、全子宫补充器械。

（4）常规一次性物品：手套若干、吸引器皮条3根、10 mL注射器、伤口敷贴（小号）×4、显影小纱条、腔镜套、11#刀片、14#或16#导尿管1根、引流袋、Y形管、3 L等渗冲洗液。

（5）特殊耗材：可吸收线（0#、4-0#）、一次性穿刺器（12 mm）。

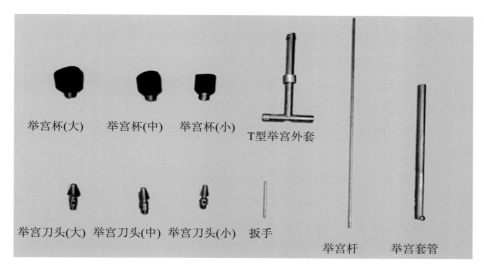

图 4-4-2

5. 仪器设备使用指南

（1）腹腔镜的安全使用详见第二章第二节。

（2）高频电刀的安全使用详见第二章第二节。

6. 消毒范围及铺巾

消毒范围：上至乳头，下至肛周及臀部，大腿上1/3内侧，两侧至腋中线。

铺巾详见第一章第一节。

7. 简要手术步骤

（1）递碘伏纱布分别消毒腹部、会阴及阴道。

（2）臀下垫无菌中单，腹部及会阴周围铺治疗巾，双下肢分别使用无菌中单包裹，最后铺头侧中单及洞巾。

（3）连接内镜系统、CO_2气腹系统、冲洗吸引系统及电切割系统。

（4）递酒精纱布消毒皮肤，递2把巾钳提起腹壁，递11#刀片切开、纱布1

块拭血。

（5）递气腹针进入腹腔后连接气腹管,成人调节压力 12～14 mmHg。建立气腹后,手术床调整为头低脚高位。

（6）置入 10 mm 穿刺器,碘伏纱布擦拭镜头后,行腹腔镜探查,依次建立其他 3 个穿刺孔。

（7）递碘伏小纱布消毒尿道口,插入导尿管。

（8）经阴道置入阴道拉钩撑开阴道,显露宫颈,递宫颈钳夹持宫颈前唇,消毒宫颈后置入宫颈扩张棒探测子宫大小及深度,置入举宫器。

（9）举宫器将子宫拉向一侧,递分离钳、多功能双极、超声刀切断子宫圆韧带,打开阔韧带前叶至膀胱腹膜反折,同法依次处理输卵管、卵巢固有韧带。

（10）分离钳提起膀胱上方腹膜,钝性分离膀胱子宫颈间隙。超声刀切断膀胱子宫颈韧带。

（11）处理子宫动静脉,多功能双极电凝电凝子宫血管,超声刀切断子宫血管。

（12）用多功能双极电凝刀处理骶韧带和主韧带,同法处理对侧韧带。

（13）递单极电钩或超声刀沿举宫杯突出的穹窿部切开,分离钳夹住宫颈,单极电钩继续切开,游离子宫。

（14）关闭气腹,取出举宫器,经阴道取标本,经阴道送入缝合阴道残端的 0# 微乔线。

（15）再次建立气腹,递腔镜持针器,缝合阴道残端。

（16）检查腹腔及阴道残端,冲洗并吸尽腹腔血块和冲洗液。

（17）清点手术物品,退出腹腔镜及手术器械,排出体内剩余 CO_2 气体,退出穿刺器,酒精纱布消毒皮肤,有齿镊 4-0# 可吸收线缝合皮肤。

8. 洗手护士配合要点

（1）提前 15～20 min 洗手整理器械,检查器械数目的完好性并进行标准化摆放（图 4-4-3）。

（2）正确安装举宫杯（图 4-4-4）,并用碘伏或液状石蜡将举宫器前端润滑,避免损伤阴道黏膜。

（3）传递宫颈扩张棒时,从最小号开始传递,逐渐加大,不可跳号。

（4）手术器械洁污分开,阴道操作的器械单独放置使用。

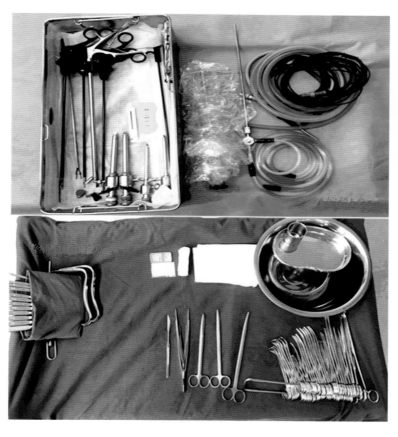

图 4-4-3

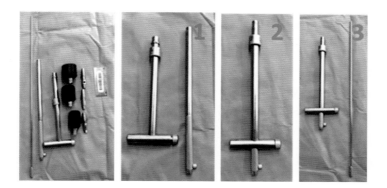

图 4-4-4

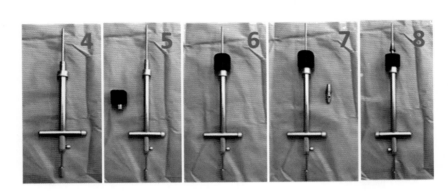

续图 4-4-4

（5）关注手术进度，正确传递器械，腔镜器械及镜头杆体部在进入穿刺器孔前用碘伏纱布润滑，保证器械的顺利进出。

（6）熟练掌握腔镜器械的拆装，管理好台上的器械。注意电外科器械的安全使用，制作器械袋，使用盐水纱布及时清除超声刀及多功能双极上的血迹及焦痂，并根据使用频率将超声刀刀头放在盛有生理盐水的器皿中激发震荡，刀头禁止接触金属盆壁，以达到冲洗出刀头内的焦痂和降低刀头温度的目的。

（7）注意腔镜吸引器的冲洗开关，使用后及时关闭，避免敷料及患者衣物的潮湿，以免发生电外科灼伤。

（8）提前准备碘伏长条纱布，递无齿卵圆钳取过标本后消毒阴道，严禁用宫颈钳，以免损伤阴道。

（9）提前做好阴道封堵器（取长条纱布 2 块塞入手套内），蘸水备用，缝合阴道残端时，用于堵住阴道口，防止漏气。

（10）提前准备缝合阴道残端的缝线，询问主刀医生留取合适的长度，一般留取 1/2 的长度即可，关注缝针的去向，确保关腹前取出缝针，并检查完整。

9. 巡回护士配合要点

（1）消毒前患者臀部下方垫积液袋，防止消毒液浸湿床单，减少电刀使用的安全隐患。

（2）麻醉后注意将患者的双眼用贴膜进行粘贴，使其双眼呈闭合状态，以保护角膜。

（3）肩托滑块平肩放置，将肩托固定于患者肩部并用肩部啫喱垫保护肩部皮肤，防止术中变换体位时患者坠床及压疮的发生。

（4）患者颈肩部使用肩垫，以减少非手术部位的皮肤暴露，术中在体温监测的指导下使用保温毯并用温盐水冲洗，预防患者低体温的发生。

（5）摆放改良膀胱截石位，双上肢内收，用中单妥善固定，避免双上肢接触金属床，检查腘窝及腓总神经走行方向处有无受压。

（6）患者臀下垫双层对折中包布，用于协助医生在其臀下铺无菌巾。

（7）负极板粘贴于下肢肌肉丰厚处，避开毛发多、干燥、破溃皮肤处，调节合适的电刀输出功率。

（8）床尾地面上铺置包布，防止血液污染手术床，延长手术床的使用寿命。

（9）督促手术医生正确地送检标本，禁止在手术台上解剖标本并及时核对标本。

第五节　腹腔镜下广泛全子宫切除＋盆腔淋巴结清扫术护理常规

1. 麻醉方法

气管内麻醉。

2. 手术体位

改良膀胱截石位(图 1-2-4、图 1-2-5)。

3. 手术间布局

手术间布局如图 4-4-1 所示。

4. 物品准备

（1）常规敷料和器械：剖腹包（大手术洞巾 1 块、中单 2 块、中包布 2 块、治疗巾 4 块、显影长条纱布 5 块、小纱布 8 块）、无菌手术衣、大敷料（中单 2 块、中包布 1 块、治疗巾 4 块）、经阴道全子宫器械(图 3-5-2)。

（2）特殊器械：举宫杯(图 4-4-4)、多功能双极、超声刀、输卵管抓钳、紫色 Hemlock 钳。

（3）备用器械：肠钳或鸭嘴钳。

（4）常规一次性物品：11[#] 刀片、吸引器 2 根、腔镜套、Y 形管、3 L 等渗冲洗液、10 mL 注射器、粗乳胶管、导尿管、手套、伤口敷贴、小纱布、大敷料、显影小纱条。

（5）特殊耗材：可吸收线（0#、4-0#）、一次性穿刺器（12 mm）、一次性结扎夹备用。

5. 仪器设备使用指南

（1）腹腔镜的安全使用详见第二章第二节。

（2）超声刀的安全使用详见第二章第二节。

（3）高频电刀的安全使用详见第二章第二节。

6. 消毒范围及铺巾

消毒范围：上至乳头，两侧至腋中线，下至肛门周围及臀部，大腿上 1/3。

铺巾详见第一章第一节。

7. 简要手术步骤

（1）常规消毒铺巾。

（2）递盛有酒精纱布、刀片、巾钳、气腹针的弯盘，消毒脐孔，建立气腹，置入穿刺器。

（3）递腔镜分离钳，探查腹盆腔。

（4）递超声刀凝切右侧圆韧带，向头侧凝剪后腹膜至右髂总血管下段水平。凝切近盆壁骨盆漏斗韧带表面腹膜，辨识输卵管，凝切右侧骨盆漏斗韧带。同法处理左侧。

（5）递超声刀凝切双侧固有韧带及输卵管根部，完整切除双侧附件。

（6）递超声刀打开后腹膜充分暴露腹主动静脉及髂总血管，避开输尿管，清扫盆腔淋巴结。

（7）递标本袋放入盆腔，分别装入各个部位的淋巴结。

（8）递超声刀打开阔韧带后叶，打开子宫直肠腹膜反折，紧贴宫颈分离直肠阴道间隙，推开肠管，凝切宫骶韧带。

（9）递超声刀打开阔韧带前叶及膀胱腹膜反折，游离膀胱宫颈间隙，下推膀胱至宫颈外口下方，切断双侧膀胱宫颈韧带。

（10）递超声刀距宫旁 3 cm 逐次凝切双侧主韧带。

（11）环形切开阴道壁，经阴道取出子宫双附件及双侧盆腔淋巴结。

（12）递 0# 可吸收线缝合阴道残端。

（13）冲洗盆腹腔，仔细辨别双侧输卵管走形及蠕动，递电凝止血。

（14）放置引流管，缝合皮肤，包扎伤口。

8. 洗手护士配合要点

（1）备齐术中所需物品，提前15～20 min洗手整理器械并进行标准化摆放（图4-4-3）。

（2）了解手术进展并正确传递器械。

（3）提前做好标本袋，标本取出后检查标本袋的完整性。

（4）严格执行无接触隔离技术，阴道操作的器械单独放置，建立相对污染区。

（5）管理好手术台上器械，及时清除器械上的焦痂。

（6）制作器械袋，不用的器械及时收回，防止掉落。

（7）传递宫颈扩张棒时，从最小号依次传递，不可跳号。

（8）提前做好阴道封堵器（长条纱布2块塞入手套内）用于堵塞阴道，防止缝合残端时阴道漏气。

（9）管理好取出的标本，区分左右侧淋巴结。

（10）关注缝合阴道残端的缝针，防止遗落在腹腔。

9. 巡回护士配合要点

（1）正确摆放改良膀胱截石位，固定好肢体。

（2）注意患者保暖及眼睛的保护。

（3）消毒前臀部下方垫积液袋，防止消毒液浸湿床单，从而减少电刀使用的安全隐患。

（4）避免液体污染手术床、地面及其他清洁区域。

（5）正确使用肩托，防止变换体位时患者坠床。

（6）检查各仪器设备，使其处于完好备用状态。

（7）为避免干扰，电刀与超声刀之间须间隔1 m以上。

（8）及时送检标本，确保病理安全并及时核对。

第四章 常规腔镜手术护理常规

第六节　腹腔镜下子宫悬吊术＋阴道前后壁修补术护理常规

1. 麻醉方法

气管内全麻。

2. 手术体位

膀胱截石位,头低脚高位(图 1-2-2、图 1-2-3)。

3. 手术间布局

手术间布局如图 4-4-1 所示。

4. 物品准备

(1) 常规敷料和器械:剖腹包(大手术洞巾 1 块、中单 2 块、中包布 2 块、治疗巾 4 块、显影长条纱布 5 块、小纱布 8 块)、无菌手术衣、大敷料(中单 2 块、中包布 1 块、治疗巾 4 块)、经阴道全子宫器械(图 3-5-2)。

(2) 特殊器械:简易举宫器、小 S 拉钩、妇科腔镜器械(图 4-1-2)、超声刀。

(3) 常规一次性物品:11# 尖刀片、胖圆针、成人套针、14 号导尿管、吸引器 2 根、腔镜套、气腹管 Y 形管、3 L 等渗冲洗液、10 mL 注射器、小纱布、碘仿纱布、1# 丝线、4# 丝线、手套、伤口敷贴。

(4) 特殊耗材:可吸收线(2-0#、4-0#)、一次性穿刺器(12 mm)、补片、0# 肌腱线(X424)、碘仿纱布。

5. 仪器设备使用指南

(1) 腹腔镜的安全使用详见第二章第二节。

(2) 超声刀的安全使用详见第二章第二节。

(3) 高频电刀的安全使用详见第二章第二节。

6. 消毒范围及铺巾

消毒范围:上至乳头,两侧至腋中线,下至肛门周围及臀,大腿上 1/3。

铺巾详见第一章第一节。

7. 手术简要步骤

(1) 子宫悬吊术。

① 常规消毒铺巾。

② 正确连接各管道，建立气腹，导尿，上举宫器。

③ 递单极电凝钩分离膀胱腹膜反折和膀胱宫颈韧带，上推膀胱，暴露子宫峡部。

④ 递补片、1#肌腱线，将补片的中点缝于子宫峡部。

⑤ 拔出穿刺器，递分离钳自右侧穿刺孔腹膜前间隙游离至膀胱子宫腹膜反折后方，分离钳自膀胱宫颈间隙穿出至宫颈固定补片处，向上提夹补片右侧端，自游离的腹膜外间隙从右侧穿刺孔引出。

⑥ 同法处理左侧。

⑦ 向上提拉子宫至坐骨棘上方水平后，以荷包线将补片固定于前侧腹膜。

⑧ 递1#肌腱线缝合腹膜反折。

⑨ 冲洗盆腹腔并止血。

⑩ 排气，拔出穿刺器。

⑪ 缝合穿刺孔。

（2）阴道前壁修补术。

① 递三角针4#线将小阴唇缝于大阴唇外侧皮肤上，以暴露手术视野。递阴道拉钩撑开阴道，暴露宫颈，递宫颈钳夹住宫颈前唇，向阴道外口牵引，注入生理盐水或垂体后叶素（6 U＋50 mL 0.9％NS）。

② 阴道膀胱沟下作弧形切开，递剪刀分离阴道壁和膀胱壁，直达尿道口下约1 cm处，纵行切开阴道前壁，切口呈倒置的T字形。

③ 递组织钳钳夹住两侧剪开的阴道壁向两侧牵引，暴露切口下的膀胱，剪开膀胱与宫颈交界处的筋膜，用湿纱布上推膀胱，用小S拉钩将膀胱向前上方牵引。

④ 缝合宫颈两侧的筋膜于宫颈前中线位置。

⑤ 将膀胱和尿道两侧的筋膜缝于宫颈前中线的位置，矫正尿道和膀胱的膨出。

⑥ 修剪多余的阴道前壁。

⑦ 递2-0#可吸收线缝合阴道前壁。

（3）阴道后壁修补。

修补阴道后壁的目的主要是将因子宫脱垂而扩大了的生殖裂孔缩小，即将两侧肛提肌缝合于直肠之前。

① 递组织钳分别钳夹两侧小阴唇内下方,将两钳向中间并拢,以伸入两指为宜,切开会阴皮肤与阴道后壁黏膜交界处,游离阴道壁,暴露直肠及其侧方的肛提肌。

② 递 2-0# 可吸收线缝合肛提肌内缘,剪除多余的阴道壁,用 2-0# 可吸收线缝合阴道壁。

③ 留置导尿管,阴道填塞 6 根碘仿纱布条。

8. 洗手护士配合要点

(1) 备齐手术所需的所有物品。

(2) 提前 15 min 洗手整理、检查器械,使器械处于完好备用状态 (图 4-4-3)。

(3) 掌握手术步骤,正确传递器械。

(4) 髂耻韧带悬吊的手术,尽量选择夹持力度大的持针器。

(5) 注意器械洁污分开,经阴道操作的器械须单独放置。

(6) 制作器械袋,管理好台上的器械,及时收回不用的器械。

(7) 随时关注缝针的去向,确保拔出穿刺器前取出腹腔内的缝针。

9. 巡回护士配合要点

(1) 严格执行三方核查,正确核对患者的信息以及手术方式。

(2) 正确摆放膀胱截石位,避免肢体受压并注意保护患者的隐私。

(3) 选择合适的部位粘贴负极板。

(4) 正确安装和使用肩托,防止患者移位或坠床。

(5) 提前准备好手术所需的仪器设备,使其处于备用状态。

(6) 合理规划手术间布局,确保操作流畅。

(7) 监督并提醒手术医生,避免患者下肢受压。

(8) 及时送检标本,确保病理标本安全。

第七节　宫腔镜手术护理常规

宫腔镜器械有等离子刀和高频电刀两种,其使用范围和工作原理也不同 (表 4-7-1),应根据手术需要选择合适的器械。

表 4-7-1

	等离子刀	高频电刀
切割原理	通过双极电回路产生一种射频能量将电极周围的导体介质(生理盐水)转化为等离子体。等离子体由高频颗粒构成,这些颗粒具有足够的能量可以将欲切组织内的有机分子键打断,从而将组织破坏、汽化,达到切割的目的	高频高压电流通过高阻抗的组织时,会在组织中产热导致组织气化或凝固,达到止血的目的
优势	(1) 使用生理盐水作工作介质和冲洗液,从根本上消除了单极电切的 TUR 综合征,由于生理盐水与人体是相容的,从而彻底解决了电切中"水中毒"的问题; (2) 热损伤小,电切温度只有 40～70 ℃; (3) 安全性好,等离子双极电切镜取消了负极板,电切镜本身自成回路,高频电流不再流过人体; (4) 出血少,术野清晰	(1) 切割速度快、止血效果好、操作简单、安全方便; (2) 采用高频电刀可大大缩短手术时间,减少患者失血量及输血量; (3) 与其他电外科手术器械相比,高频电刀适应手术范围广,容易进入手术部位,操作简便,性能价格比合理

1. 麻醉方式

气管插管全身麻醉。

2. 手术体位

宫腔镜手术分为两种:一是单纯宫腔镜手术,摆传统膀胱截石位(图 1-2-2);二是宫腔镜、腹腔镜联合手术,摆放改良膀胱结石位(图 1-2-6),这种体位既要满足腹部操作又要满足会阴部操作的要求。

3. 手术间布局

手术间布局如图 4-7-1 所示。

第四章 常规腔镜手术护理常规

77

妇产科手术护理常规

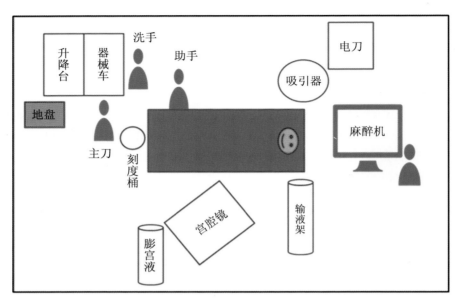

图 4-7-1

4. 物品准备

（1）常规敷料和器械:剖腹包(大手术洞巾 1 块、中单 2 块、中包布 2 块、治疗巾 4 块、显影长条纱布 5 块、小纱布 8 块)、无菌手术衣、大敷料(特殊体位补充敷料)、宫腔镜器械(图 4-7-2)。

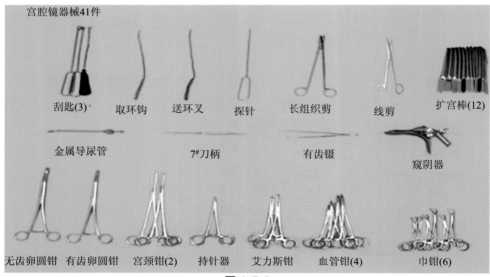

图 4-7-2

（2）特殊器械：宫腔镜低温器械，分单极（图4-7-3）和双极（图4-7-4）两种。

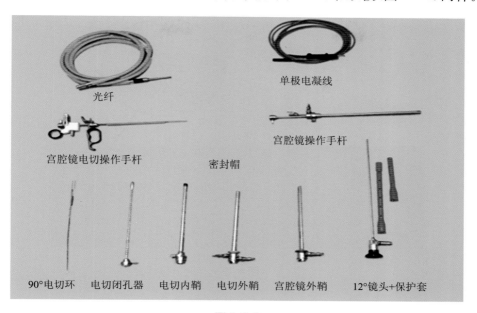

光纤　　单极电凝线

宫腔镜电切操作手杆　　密封帽　　宫腔镜操作手杆

90°电切环　　电切闭孔器　　电切内鞘　　电切外鞘　　宫腔镜外鞘　　12°镜头+保护套

图 4-7-3

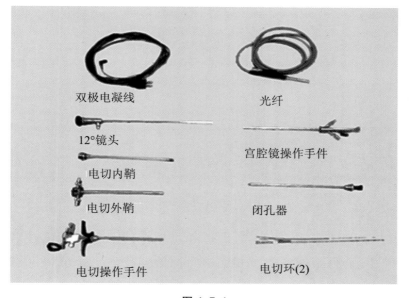

双极电凝线　　光纤

12°镜头　　宫腔镜操作手件

电切内鞘

电切外鞘　　闭孔器

电切操作手件　　电切环(2)

图 4-7-4

（3）备用器械：宫腔镜异物钳（图4-7-5）、宫腔镜剪刀（图4-7-6）、小头卵圆钳、宫腔通液管、妇科腹腔镜器械（图 4-1-2）。

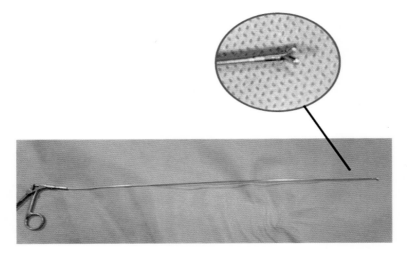

图 4-7-5

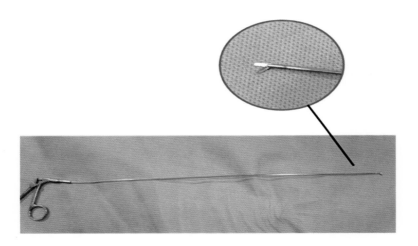

图 4-7-6

（4）常规一次性物品：腔镜套、集液袋、导尿管、引流袋、10 mL 注射器、扩阴器、小纱布、膨宫液（根据单极、双极选择不同的膨宫液），如切口妊娠要准备套装吸引器头。

（5）特殊耗材：宫腔预防粘连药物、节育环、亚甲蓝、双腔球囊管、刻度水桶（图 4-7-7）。

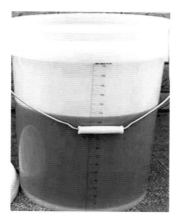

图 4-7-7

5. 仪器设备使用指南

宫腔镜操作流程如图 4-7-8 所示。

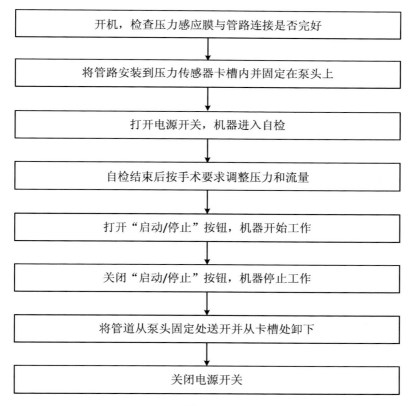

开机，检查压力感应膜与管路连接是否完好

↓

将管路安装到压力传感器卡槽内并固定在泵头上

↓

打开电源开关，机器进入自检

↓

自检结束后按手术要求调整压力和流量

↓

打开"启动/停止"按钮，机器开始工作

↓

关闭"启动/停止"按钮，机器停止工作

↓

将管道从泵头固定处送开并从卡槽处卸下

↓

关闭电源开关

图 4-7-8

6. 消毒范围及铺巾

消毒范围：

（1）纯会阴手术：耻骨联合，肛门周围及臀部，大腿上 1/3。

（2）腹会阴联合手术：上至乳头，两侧至腋中线，下至肛门周围及臀部，大腿上 1/3。

铺巾详见第一章第一节。

7. 简要手术步骤

（1）外阴常规消毒铺巾，置尿管并粘贴积液袋，出水口放入有刻度的积液桶内，消毒小纱布擦洗阴道并用宫颈钳夹持宫颈前唇，递探针探明宫腔深度和方向，递宫颈扩张棒将宫颈依次扩张至 7～7.5 mm（宫腔镜探查），9.5～10 mm（宫腔镜电切）。

（2）将宫腔镜顺宫腔方向插入到子宫颈内口，打开控压膨宫装置，在设定压力下注入膨宫液，并将镜体朝子宫腔内推进，待子宫腔充分扩展后即可进行观察。

（3）递检查镜按顺序检查子宫后、前、侧壁和宫底、子宫角以及输卵管、子宫开口等各部分，根据需要选择相应的手术治疗。

（4）如需行宫腔电切，则更换电切操作手柄，并依次在操作手柄上安装电切环（电切针）、内套筒、外套筒，再接上进水管及电切线，巡回护士设定等离子电切机参数：电切功率 280 W、电凝功率 80 W，进入宫腔进行切割；如果宫腔粘连，递电切针切开或递宫腔剪刀剪开，如果息肉或黏膜下肌瘤，递电切环电切，如果创面出血多则递电滚珠滚动止血。

（5）观察阴道出血情况，对宫腔粘连的病人递球囊管、节育环，根据需要向宫腔注入防粘连药物，防止宫腔再次粘连。

（6）手术完成后，关闭各仪器电源，记录膨宫液用量，并将仪器擦拭干净归位。

8. 器械护士配合要点

（1）提前 15～20 min 洗手，打开无菌包即刻检查消毒指示卡是否变色，器械数目是否正确，每个器械零部件是否完整，电切内套上的绝缘层是否完好，各类作用电极的金属丝是否变形、磨损或断裂（图 4-7-9）。

（2）对光检查镜头是否模糊，是否有裂纹。正确安装宫腔镜器械，区分检查器械和电切操作器械。

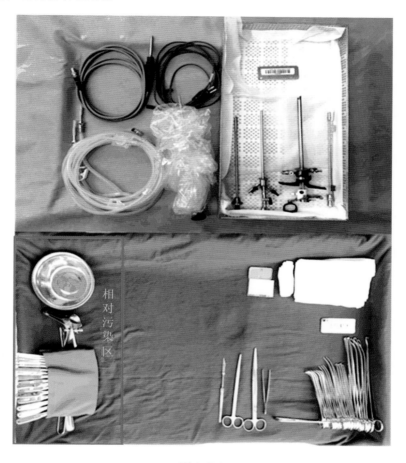

图 4-7-9

（3）对光检查水管的压力感应片有无破损、变形，有破损及时更换，并正确安装到对应的片槽上，与巡回护士清点台上物品。

（4）检查镜外套筒直径为 6～6.5 mm，应将宫颈依次扩张至 7～7.5 mm；操作镜外套筒直径为 8.5～9 mm，应将宫颈依次扩张至 9.5～10 mm，防止宫颈撕裂；宫颈扩张棒应从最小号开始扩到需要的大小。

（5）根据不同的手术选择合适的作用电极（电切环、电切针、电凝珠）。电切环用于切除子宫黏膜下肌瘤、息肉等；电切针用于分离粘连、子宫纵隔等；电凝珠用于止血，特别是大面积出血。

（6）手术结束后与巡回护士清点台上物品，检查器械性能、数目，确保数目准确、性能完好。

（7）洗手护士妥善保管好电切下来的手术标本。

（8）污染器械予以预处理，分类打包送至污洗间与供应室交接；正确处理污敷料，减少交叉感染。

9. 巡回护士配合要点

（1）仔细核对患者，询问病史、当日补液量及尿量，并告知麻醉医生，减慢补液速度，如选择单极器械则使用生理盐水输注。

（2）选择合适的膨宫液，单极选择非电解质溶液，双极选择等渗电解质溶液并标记使用的序号。

（3）协助麻醉，使用眼贴保护眼睛，与器械护士共同清点台上物品并确认功能完好性。

（4）备齐体位用具，安装固定滑块到手术床背板最低端，病人臀部下移超背板 10 cm，根据手术需要摆合适的截石位。

（5）根据手术间布局依次妥善安置仪器设备。

（6）正确连接成像系统、光源系统、膨宫仪。

（7）膨宫仪水管连接：关闭冲水管路，将压力室（感应片）平整插入泵头的下支架上，拉出冲水管路泵插头的柔韧部分套在滚轮上，再挂到泵头的上支架上，打开冲水管，排尽冲水管路与镜管中气体备用。

（8）合理设置参数：膨宫压力 $80\sim100$ mmHg，流量 $200\sim400$ mL/min；等离子电切功率设定值为 $280\sim320$ W，电凝功率为 80 W；单极电切功率设定值为 $60\sim80$ W，电凝功率为 $60\sim80$ W；宫腔镜总时间不宜超过 1 h。

（9）严密观察患者球结膜及颜面部水肿情况、尿量、尿色，补液的量及速度和患者生命体征。准确记录出入液量，使用刻度水桶精确测量出量，防止宫腔镜并发症的发生。当灌注液与排出液的差值大于 1000 mL 时，立即通知手术医生和麻醉医生，必要时做血气分析与速尿利尿；当差值超过 1500 mL 时，若必要，终止手术。

（10）及时更换灌注液体，更换灌注液体时避免空气进入。

（11）保持床单位、地面及患者衣物干燥。

妇产科手术护理常规

第五章　妇产科专科应急预案

第一节　新生儿窒息应急预案

一、常见原因

1. 母体因素

母体患有全身性疾病(如糖尿病、心脏病、严重贫血及肺部疾患等),妊娠期高血压病,孕母吸毒、吸烟,孕母年龄大于 35 岁或小于 16 岁等。

2. 胎盘和脐带因素

前置胎盘、胎盘早剥、胎盘老化等;脐带受压、打结、绕颈等。

3. 分娩因素

难产、手术产、高位产钳、产程中药物(镇静剂、麻醉剂、催产药)使用等。

4. 胎儿因素

早产儿、小于胎龄儿、巨大儿,先天畸形(如呼吸道畸形),羊水或胎粪吸入气道,胎儿宫内感染所致神经系统受损等。

二、Apgar 评分表(表 5-1-1)

Apgar 评分即阿普加评分,是对新生儿出生时的器官系统的生理指标和生命素质的评分,用以判断有无新生儿窒息及窒息严重程度,以出生后 1 min 内的肌张力(activity)、心率(pulse)、对刺激的反应(反射)(grimace)、肤色(appearance)、呼吸(respiration)等 5 项体征为依据(表 5-1-1),每项为 0～2 分,满分为 10 分。

85

表 5-1-1

项目	2 分表现	1 分表现	0 分表现
肤色	全身皮肤红润	躯干皮肤红润,四肢皮肤青紫	全身皮肤青紫或苍白
反射	弹足底或插鼻管后,有啼哭、打喷嚏或咳嗽等反应	只有皱眉等轻微反应	毫无反应
肌张力	四肢活动有力	四肢略有屈曲	四肢松弛
心率	心搏有力,>100 次/分	心搏微弱,<100 次/分	听不到心音
呼吸	呼吸规律,哭声响亮	呼吸缓慢而不规则或哭声无力	没有呼吸

三、应急预案

新生儿窒息应急预案如图 5-1-1 所示。

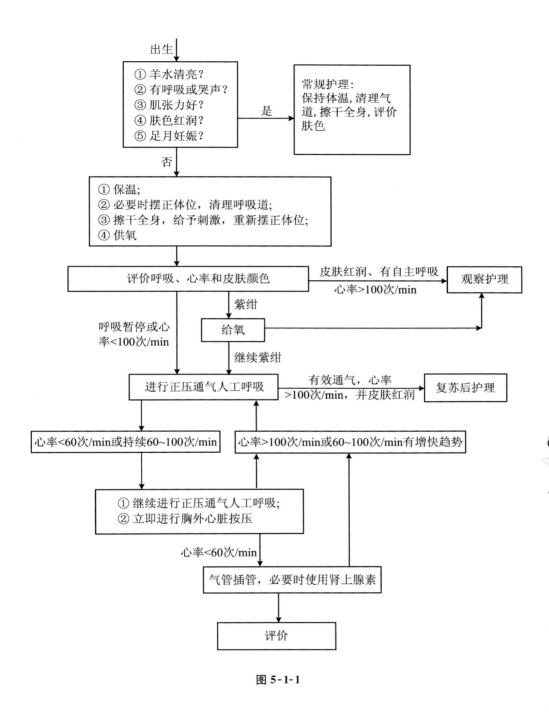

图 5-1-1

第五章 妇产科专科应急预案

第二节　凶险性前置胎盘应急预案

一、定义

既往有剖宫产史,此次妊娠为前置胎盘,胎盘附着于原子宫切口瘢痕处并常伴有胎盘植入,是导致产前、产时及产后大出血的主要原因之一,出血凶险,常并发休克和弥散性血管内凝血等严重并发症。

二、严重程度评估

凶险性前置胎盘严重程度取决于胎盘植入程度,胎盘植入严重程度取决于植入部位、范围和深度(表 5-2-1)。

表 5-2-1

部位	子宫体部	子宫下段	宫颈
范围	部分性胎盘植入	完全性胎盘植入	
深度	粘连性胎盘	植入性胎盘	穿透性胎盘

三、多学科合作

术前多学科(妇产科、血管介入科、手术室、麻醉科、输血科、新生儿、ICU)进行沟通讨论、制订手术方案,并成立抢救小组,与产妇及家属充分沟通。

四、应急预案

凶险性前置胎盘应急预案如图 5-2-1 所示。

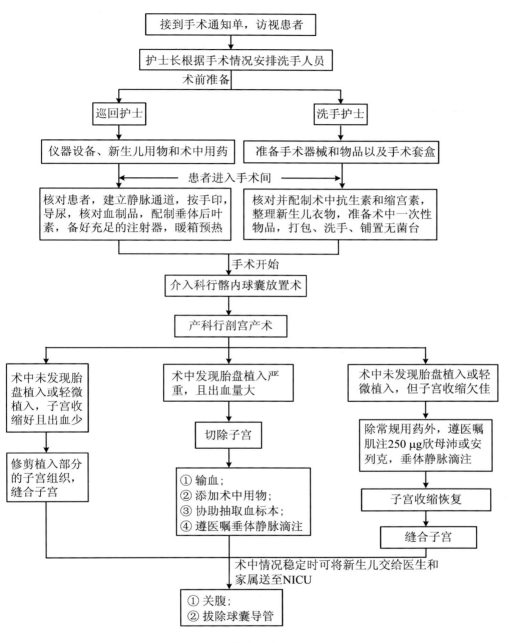

接到手术通知单，访视患者

护士长根据手术情况安排洗手人员
术前准备

巡回护士

洗手护士

仪器设备、新生儿用物和术中用药

准备手术器械和物品以及手术套盒

患者进入手术间

核对患者，建立静脉通道，按手印，导尿，核对血制品，配制垂体后叶素，备好充足的注射器，暖箱预热

核对并配制术中抗生素和缩宫素，整理新生儿衣物，准备术中一次性物品，打包、洗手、铺置无菌台

手术开始

介入科行髂内球囊放置术

产科行剖宫产术

术中未发现胎盘植入或轻微植入，子宫收缩好且出血少

术中发现胎盘植入严重，且出血量大

术中未发现胎盘植入或轻微植入，但子宫收缩欠佳

切除子宫

除常规用药外，遵医嘱肌注250 μg欣母沛或安列克，垂体静脉滴注

修剪植入部分的子宫组织，缝合子宫

① 输血；
② 添加术中用物；
③ 协助抽取血标本；
④ 遵医嘱垂体静脉滴注

子宫收缩恢复

缝合子宫

术中情况稳定时可将新生儿交给医生和家属送至NICU

① 关腹；
② 拔除球囊导管

图 5-2-1

第三节　宫腔镜水中毒应急预案

一、定义

宫腔镜水中毒是指宫腔手术中膨宫液经手术创面,大量快速吸收并在体内潴留,以血液渗透压下降、稀释性低钠血症及血容量过多为主要特征的临床综合征。

二、临床表现

(1) 肺水肿:表现为胸闷、气促、咳嗽、咳粉红色泡沫痰,肺部可闻及湿啰音等。

(2) 脑水肿:表现为烦躁、恶心、头痛、视力模糊、意识障碍等。

(3) 若有肾功能不全,则可引起少尿或无尿。

(4) 血钠降低。

① 轻度缺钠:血清钠在 130 mmol/L 左右,患者表现为疲乏、头晕、手足麻木、厌食、尿量正常或增多、尿比重降低。

② 中度缺钠:血清钠在 120 mmol/L 左右,患者除有以上临床表现,还有恶心、呕吐、脉搏细速、血压不稳定或下降、脉压变小、浅静脉萎陷、视力模糊、站立性晕倒、尿量减少、尿中几乎不含氯和钠。

③ 重度缺钠:血清钠在 110 mmol/L 以下。患者主要表现为严重周围循环衰竭、低血容量性休克,患者神志不清,肌痉挛性抽搐痛,腱反射减弱或消失,出现木僵甚至昏迷。

三、应急预案

宫腔镜水中毒应急预案如图 5-3-1 所示。

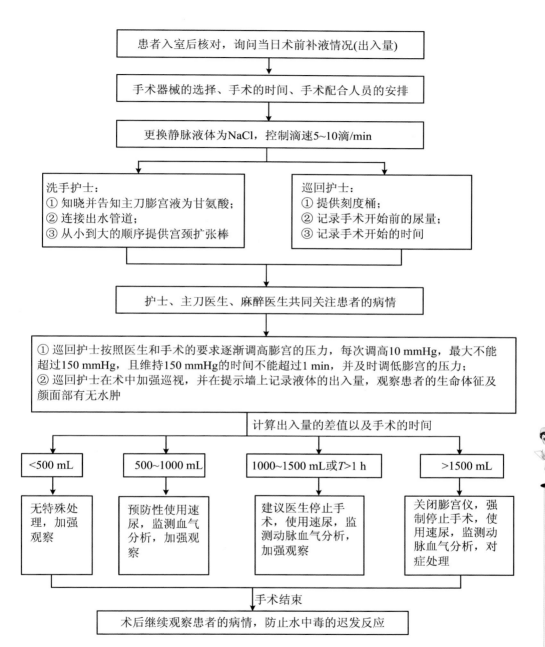

患者入室后核对，询问当日术前补液情况(出入量)

手术器械的选择、手术的时间、手术配合人员的安排

更换静脉液体为NaCl，控制滴速5~10滴/min

洗手护士：
① 知晓并告知主刀膨宫液为甘氨酸；
② 连接出水管道；
③ 从小到大的顺序提供宫颈扩张棒

巡回护士：
① 提供刻度桶；
② 记录手术开始前的尿量；
③ 记录手术开始的时间

护士、主刀医生、麻醉医生共同关注患者的病情

① 巡回护士按照医生和手术的要求逐渐调高膨宫的压力，每次调高10 mmHg，最大不能超过150 mmHg，且维持150 mmHg的时间不能超过1 min，并及时调低膨宫的压力；
② 巡回护士在术中加强巡视，并在提示墙上记录液体的出入量，观察患者的生命体征及颜面部有无水肿

计算出入量的差值以及手术的时间

<500 mL

500~1000 mL

1000~1500 mL或T>1 h

>1500 mL

无特殊处理，加强观察

预防性使用速尿，监测血气分析，加强观察

建议医生停止手术，使用速尿，监测动脉血气分析，加强观察

关闭膨宫仪，强制停止手术，使用速尿，监测动脉血气分析，对症处理

手术结束

术后继续观察患者的病情，防止水中毒的迟发反应

图 5-3-1

第四节　羊水栓塞的应急预案

一、定义

羊水栓塞是指在分娩过程中羊水突然进入母体血液循环引起急性肺栓塞、过敏性休克、弥散性血管内凝血、肾衰竭或猝死的严重的分娩期并发症。

二、临床表现

胎膜破裂后、分娩时或分娩后，以及在催产素静滴引产或在孕中钳夹等情况下，产妇突然烦躁不安、寒颤、呕吐、呛咳、呼吸困难、紫绀，迅速休克。发病急骤者，可于数分钟内死亡。

三、应急预案

羊水栓塞的应急预案如图 5-4-1 所示。

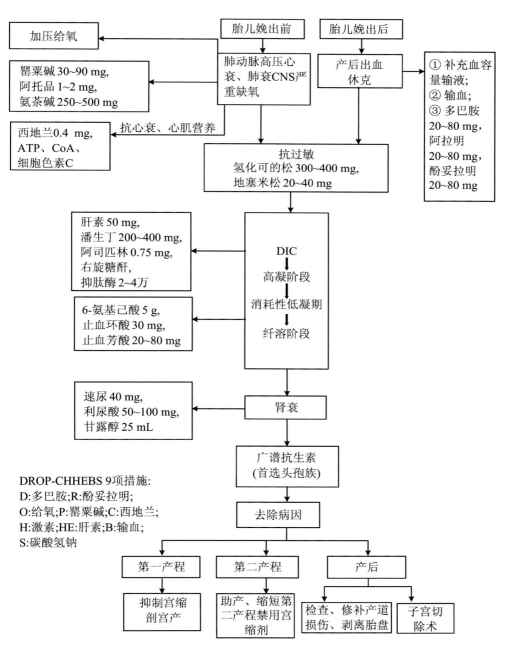

图 5-4-1

第六章　妇产科常见并发症的预防

第六章 妇产科常见手术安全管理

第一节 手术患者压力性损伤的预防

（1）术前巡回护士根据《手术患者压疮评分表》对手术患者进行压疮风险评估。

（2）根据评分结果，对分值≥13 分的压疮高风险手术患者，根据其初始具体评估项目制定相应的护理计划。

（3）根据访视拟定的护理计划采取适当的护理干预措施：

① 极度消瘦患者骨隆突处衬啫喱垫。

② 患者体位安置妥当后在身体空隙处垫软枕，以增加受力面积，减少骨隆突处的压迫。

③ 摆放体位、搬动患者时动作协调、轻柔，忌拖、拉、拽动作。

④ 保持床单清洁平整、干燥、无皱褶；必要时在受压的骨隆突处贴上渗液吸收贴。

⑤ 术中密切关注受压部位的皮肤情况，在不影响手术的情况下，适当调整体位以缓解局部压力。

⑥ 采取合适的保暖措施，促进局部皮肤的血液循环。

⑦ 针对手术时间超过 3 h 患者，在不影响手术操作的前提下，巡回护士可通过调整手术床角度，来缓解局部压力。

（4）术中变换体位时，采取适当措施，确保患者安全。

（5）对压疮高风险患者，护士在摆放体位后及手术进程中随时督查患者体位是否安全，发现隐患及时纠正。

（6）术后及时检查患者全身皮肤情况，特别是受压部位皮肤的颜色，发现异常应及时采取相应护理措施。

（7）术后送至复苏室时与复苏室护士详细交接患者受压部位皮肤异常情况，使受压部位能得到持续护理直至痊愈。

（8）术后对分值≥13分的压疮高风险者及发生术中压疮患者进行回访时，要注意观察压疮的进展与转归，必要时与病区责任护士沟通以共同探讨进一步的护理措施。

（9）发生术中压疮的手术患者由巡回护士及时上报护士长，与病区严密交接，积极采取进一步护理措施的同时认真填写《压疮上报评估追踪表》。

第二节　手术患者坠床风险的防范

（1）接送患者出入手术室时，应注意保护患者头部及四肢，保持患者四肢在防护栏内，并保证护栏的稳定性，防止肢体滑脱。

（2）如患者意识不清、烦躁不安，必要时给予适当约束。

（3）搬动患者时固定推床脚刹，动作轻巧稳妥，避免拖拉拽；参与手术人员协助患者过床，并做好监护，保证安全。

（4）术中巡回护士离开手术间前，确保患者固定牢固，和麻醉医生沟通了解患者麻醉深度，确保安全，方可离开手术间。

（5）患者等待手术期间及手术完毕过床前，巡回护士应守护患者，不得离开。

（6）患者安置手术体位后，应用约束带固定，固定时注意患者肢体功能位置，松紧适宜，防止神经受压或影响静脉回流。

（7）手术过程中变换头低脚高位时，应评估患者的体重，提前安装两侧肩托，注意患者头部手术床与地面的角度为15°～30°，满足手术需求的同时及时调平手术床。

第三节　手术患者神经损伤的预防

（1）正确安置患者体位，保持肢体功能位；双上肢掌心向体侧功能位安置，或上肢外展角度不超过 90°；下肢膝关节外侧避免受压，约束带固定松紧适宜。

（2）仰卧位受压肢体神经（如颈丛神经、臂丛神经、桡神经、尺神经、腓总神经、坐骨神经等）走行位置妥善保护，避免牵拉和受压。

（3）变换体位时检查各肢体是否移位、受压，与金属器械是否接触。

（4）头低脚高卧位时，角度要适度，避免身体下滑，避免头部过度屈曲和向侧方旋转，麻醉状态下搬运患者时保持头部与身体角度在同一直线，避免颈丛神经损伤。

（5）正确安置肩托，避免压迫臂丛神经。

（6）截石体位臀部超出床缘部分避免坐骨神经受压，使用软枕或啫喱垫保护；髋关节避免过度屈曲牵拉大腿肌群，下肢避免外旋压迫坐骨神经；腿架受力点应在小腿腓肠肌，避免腿架挤压腘窝神经和腓总神经。

第四节　盆腹腔异物遗留的预防

（1）急诊手术；手术中出现突发状况，手术深部位操作；术中大出血；体重超过正常范围的偏胖患者，异物遗留发生率高，应做好充分评估。

（2）使用透 X 线金属条的纱布。

（3）严格执行清点查对制度。

（4）手术台上所有物品要求洗手护士与巡回护士共同唱点，记录时巡回护士一边记录一边复述。

（5）术中增加、减少物品时必须两人共同清点确认，立即记录。

（6）执行交接班清点核实制度，合理使用人力资源，减少换人次数；手术中途交接班时，交接人员必须共同清点，并签名确认。

（7）术前或术后在宫腔、会阴部填塞纱布、纱条，应在《手术护理记录单》备注栏注明填塞物品名称、数量、时间。

（8）及时取出手术标本，以免遗忘。

（9）加强护士责任心，避免工作疏忽大意。

第五节　电灼伤的预防

（1）保证负极板和患者皮肤的有效实际接触面积，一般成人要求大于 100 cm²，儿童负极板的有效导电面积是 65 cm²。负极板位置尽可能接近手术部位。

（2）尽量使用一次性双回路软式负极板，严禁重复使用负极板或重新更换粘贴部位，使用时应保持平整，禁止切割和折叠，防止局部电流过高或漏电。

（3）正确选择负极板安放部位，常选易于观察、肌肉平坦、血管丰富、剃除毛发、清洁干燥的皮肤，应避开疤痕、骨性隆起、皮肤皱褶、脂肪组织较厚、金属移植物或心电图电极附近。

（4）移动患者后，再次检查负极板接触面积或有无移位。

（5）负极板的连接必须牢固可靠，连线避免在其他物体上缠绕，一旦发现线体绝缘层破裂，应及时更换。使用过程中，避免负极板同其他金属物品触碰。

（6）手术结束后，沿皮纹方向轻轻揭去负极板，并仔细检查皮肤的完整性。

（7）保持手术敷料的干燥。

（8）避免肢体接触金属配件。

（9）注意酒精等易燃物品的使用规范。

第六节　仰卧位低血压的预防

1. 主要原因

（1）仰卧时，增大的子宫压迫下腔静脉，使盆腔和下腔静脉的血液回流受阻，到达心脏的血液骤减，导致心排血量迅速下降，血压随之降低。

（2）仰卧时，增大的子宫还会压迫横隔，引起迷走神经兴奋，使心跳减慢，心脏血管扩张，同时导致血压下降。

（3）妊娠晚期，子宫本身的用血量约占全身的 16.67%，也会使返回心脏的血量减少，继而血压下降，甚至出现休克。

2. 应对措施

（1）怀孕中后期，孕妈妈的睡眠姿势应取左侧卧位，并避免长时间仰卧。

（2）如果左侧卧位有困难，平卧时可在右臀部垫以靠垫、枕头或棉被等，使骨盆向左倾斜。

（3）适度运动，室内或附近户外散步也可以预防仰卧位综合征。

（4）一旦仰卧综合征发生，应立即侧卧，或侧卧后缓慢平坐，以减轻对子宫、心脏和下腔静脉的压迫，从而有助于恢复大脑血压供应。

（5）手术中一旦仰卧综合征发生，立即将手术床向左倾斜15°～20°，或用手将子宫推向左侧，亦可将右侧臀部垫高，使骨盆左倾，孕妇呈左侧卧位，便可迅速解除对下腔静脉的压迫，缓解症状。

第七节 围术期低体温的预防

在围术期对患者低体温的预防措施如下：

（1）为进一步减少妇产科手术发生低体温情况，术中应加强对患者体温的监测，及时探知患者体温变化情况，维持患者体温稳定在36 ℃或以上。若发现患者体温持续降低，应及时采取措施。

（2）控制手术室内环境的温、湿度，术前60 min主动预保温，手术床上铺置保温毯、暖风机加温小棉被、调节室温至25 ℃。

（3）术中及时覆盖非手术部位，尽量减少患者裸露面积，防止热量散失；采用加温设备对术中冲洗液进行加温，冲洗液加温至38～40 ℃；术中输液、输血加温至37 ℃，药物、血液处于这一温度时，性质受影响较小，且有助于维护机体温度，减少机体热量丧失，避免低体温，降低术后患者出现寒颤的概率。

（4）严格控制手术时间，完善术前物品准备，保障手术顺利进行，避免长时间低体温对患者机体造成伤害。

（5）注意在转运途中和交接时对患者的延续保温。

第八节 手术标本风险防范

对手术标本风险的防范措施如下：

（1）术中切下的手术标本由洗手护士妥善保管，主刀医生与洗手护士、巡回护士共同核查手术标本的来源、名称及数量,术毕交由手术医生及时送检。

（2）手术中切除的任何组织未经主刀医生许可不得遗弃或私自取走。

（3）术中切下的组织随时做好标记,防止标本信息错误。

（4）需送术中冰冻的新鲜组织标本不得使用固定液浸泡,直接装袋粘贴冰冻标本条型码,打印术中冰冻申请单一同送至标本间,与病理科医生核对后开始切片。

（5）非送检的手术标本,要及时浸泡于10％福尔马林固定液中,固定液至少为病理标本体积的3倍,确保手术标本完全浸泡于固定液中。

（6）手术医生打印手术标本病理申请单与手术标本条型码(患者病区、床号、姓名、住院号、标本名称、数量),登记扫码放入指定标本柜保存,并签字。

（7）手术室巡回护士术毕,查对手术标本、病理申请单、标本条型码及登记信息是否一致,固定液量是否合格,并签名。

（8）手术室专职送检人员进行总核对,根据登记本、病理申请单、标本条型码信息逐一核对无误后将标本送至病理科,交接并扫码签名。

（9）不合格标本及时带回向值班责任护士汇报,由其负责与手术医生联系并及时处理。

（10）确保手术标本信息准确、一致,严禁涂改,避免污染。

（11）若有意外情况,及时向护士长汇报。

（12）护士长每周监督并检查手术标本的管理。